UNE HISTOIRE
DE LA NAISSANCE

RENÉ FRYDMAN

UNE HISTOIRE DE LA NAISSANCE

BERNARD GRASSET
FRANCE CULTURE

Photo de la couverture : © Gettyimages

ISBN 978-2-246-82783-2

À Solal, Maëlle,
Noé, Ava et Isaac.
Avec amour.

SOMMAIRE

La naissance est un fabuleux voyage. Médecin pendant plus de quarante ans, j'ai exercé une spécialité au croisement des évolutions techniques et des changements de la société : la reproduction humaine.

Des premières fécondations *in vitro* à la chirurgie gynécologique à ventre fermé, en passant par les premières échographies obstétricales et anesthésies péridurales, j'ai vu défiler le roman des vies particulières et uniques, souvent éclatantes de joie, parfois d'une infinie tristesse.

« Naître au monde est d'une épuisante splendeur », a écrit le poète Édouard Glissant au fronton de l'exposition « Naissance », au musée de l'Homme à Paris (2005-2006) et dont nous fûmes, avec l'anthropologue Alain Epelboin, les commissaires scientifiques.

Voici cinq mille ans d'histoire de la naissance, suivant trois grandes saisons : avant, pendant et après la venue au monde. Ces trois moments seront divisés en chapitres qui nous permettront de passer des mythes fondateurs aux scénarios de science-fiction, des croyances populaires à l'omniprésente médicalisation, des modifications de la parenté aux différents regards portés sur les nouveau-nés.

« Docteur, savez-vous combien d'accouchements vous avez réalisés ? » Pas exactement, plusieurs milliers en quarante ans de pratique. Ce que je sais, c'est que pendant toutes ces années, plus de soixante-dix mille dossiers d'accouchement sont passés entre mes mains, lors des réunions quotidiennes (les « stafs ») faisant le bilan des dernières vingt-quatre heures.

Chaque année naissent près de 140 millions d'enfants de par le monde. C'est dire combien l'humanité – et chacun d'entre nous – est concernée par les mystères de la naissance.

Quand on a eu, comme moi, la chance de vivre les grandes mutations de la médecine de la reproduction et d'y participer, on se doit de témoigner. Le caractère intemporel de certaines préoccupations, les épisodes du présent et les interrogations sur l'avenir forment un seul et même récit.

CHAPITRE 1

Naissances mythiques

Ce qu'il y a de fantastique dans la mythologie, c'est que tout est possible. Les dieux et les êtres exceptionnels peuvent naître n'importe où et n'importe comment. Ces situations extraordinaires suscitent des interprétations diverses et variées.

Prenons Zeus, géniteur suprême des Grecs. Cronos, ayant appris qu'il perdrait son trône à cause de ses fils, décide d'avaler, dès leur naissance, ses cinq premiers enfants. De nombreux tableaux et sculptures montrent ces scènes particulièrement monstrueuses.

Lorsque Rhéa, la femme de Cronos, est à nouveau enceinte, elle choisit de substituer au bébé une pierre enveloppée d'un lange, ce qui a pour effet de tromper son goulu de mari. Elle dépose le nouveau-né dans une grotte du mont Ida, en Crète. C'est là que le jeune Zeus grandit. Il se marie bientôt à Métis, qui lui apporte son aide pour sauver ses frères et sœurs du ventre de Cronos. Zeus s'unit à eux afin de combattre leur père. Celui-ci vaincu, il deviendra le roi des dieux.

Lorsque Métis est enceinte à son tour, l'histoire se répète. Zeus est averti que son premier fils le renversera. À la manière d'un jeu, il demande à Métis de se transformer en la plus petite chose possible, une larme par exemple. Chose dite, chose faite : Zeus se précipite sur elle pour l'avaler. Quelque mois plus tard, pris d'un violent mal de tête, Zeus demande à un autre de ses fils, Héphaïstos, le dieu-forgeron, de lui fendre le crâne d'un coup de hache. Athéna jaillit de la tête de Zeus, brandissant sa lance et son bouclier.

Athéna, déesse protectrice d'Athènes, reste vierge mais a quand même un fils. En effet, Héphaïstos s'est épris d'elle. Envahi par un désir ardent, il ne peut se retenir et souille la robe de celle-ci. Athéna arrache le morceau de tissu souillé de la semence d'Héphaïstos et le lance sur l'Olympe. Fécondant la terre, il donne bientôt naissance à un petit garçon, Erichtonios.

Zeus épouse ensuite Héra. Celle-ci est très jalouse – et a de quoi l'être, puisque Zeus a de nombreuses aventures. Dans un autre épisode resté célèbre, il attend un enfant de la femme dont il est alors amoureux et qui répond au charmant nom de Sémélé. Héra élabore un stratagème pour la foudroyer et la réduire en cendres. Zeus, mis au courant, envoie Hermès pour sauver des flammes la créature qu'elle portait depuis six mois en son sein et la coud dans sa cuisse. Dionysos, puisque c'est de lui qu'il s'agit, naît trois mois plus tard de la cuisse de Zeus – ou de la cuisse de Jupiter, si l'on préfère. Dionysos est, littéralement, « celui qui naît de Zeus ».

*

Nous voici dans le nord de l'Inde, au VIe ou au Ve siècle avant Jésus-Christ. Le sous-continent est alors divisé en cités-États.

Gautama n'est pas un dieu mais un être humain. Il deviendra le Bouddha, l'*Éveillé*. Sa naissance est extraordinaire. Maya Devi, sa mère, l'aurait conçu en songe dans le palais de Kapilavastu alors qu'elle y observait une abstinence depuis sept jours. Un éléphanteau blanc avec six défenses, tenant dans sa trompe un lotus blanc, aurait pénétré son corps par le flanc. Elle aurait accouché debout quelque temps plus tard, contre une branche d'arbre du jardin de Lumbini, une nuit de pleine lune durant laquelle pleuvaient sur elle des pétales de fleurs. Non moins étonnant est le fait que le futur Bouddha sorte, sans la blesser, par le flanc même par lequel il avait été conçu.

Parmi les naissances les plus curieuses de la mythologie hindoue, celle d'Hanuman, le singe blanc aux larges mâchoires que l'on retrouve dans le *Ramayana*, vaut le détour. Il est le fils du vent et d'Andjana, sa mère, qui l'enfante par l'oreille.

Brahmâ, dieu-créateur de la trinité hindoue, serait quant à lui né d'un œuf pondu par Aditi, la mère des dieux, la mère sans père.

La mythologie zoroastrienne est également imprégnée de ce type de traditions. Selon le *Dēnkart*, qui est un recueil du Xe siècle avant notre ère, Saoshyant, sauveur suprême de la mythologie perse, naît d'une vierge fécondée par la semence de Zarathoustra alors qu'elle se baignait dans un lac.

N'oublions pas la mythologie égyptienne. La grossesse de la mère d'Osiris et d'Isis, qui sont frère et sœur jumeaux, est particulière. En effet, Isis naît enceinte, car le frère et la sœur sont incestueux et cela dès leur vie commune intra-utérine.

*

La Bible comporte un certain nombre de naissances extraordinaires. Au commencement du monde, ou *Bereshit* en hébreu, Dieu insuffle la vie à partir du limon de la terre et crée l'homme et la femme à son image.

Il n'était pas bon que l'homme reste seul toute sa vie et il lui fallait établir une descendance. Au sixième jour de la création du monde, alors qu'Adam s'en va sommeiller, Dieu lui retire une de ses côtes. Avec cette côte, il forme une femme, Ève. Mais cette explication, sujette à l'interprétation des textes, est encore débattue : est-ce bien d'une côte de l'homme que la première femme est issue ? A-t-elle été conçue à *côté* de lui ? Adam était-il hermaphrodite ? Dans tous les cas, l'un comme l'autre sont nés sans cordon ombilical. Que ce soit un hermaphrodisme originel ou que ce soit à partir du flanc de l'homme, que ce soit une création simultanée de l'homme et de la femme ou que l'une soit postérieure à l'autre, ces naissances ne passent pas par les voies habituelles de la conception humaine, c'est-à-dire après une grossesse intra-utérine de neuf mois maintenue grâce à l'action du placenta.

Une des naissances les plus célèbres est sûrement celle de Jésus, il y a plus de deux mille ans, à Bethléem. Les circonstances de sa naissance, allusives dans l'évangile de Marc, sont racontées dans les évangiles de Matthieu et de Luc, avec quelques différences mais aussi beaucoup de points communs. Ceux-ci tiennent notamment, d'une part, à l'ascendance davidienne de Joseph, le père de Jésus, qui est juif, et d'autre part, à l'absolue virginité de Marie ; *virgo ante partum, in partu, post partum,* comme le disent certains Pères de l'Église.

Marie est vierge avant d'être enceinte. L'intercession du Saint-Esprit est souvent représentée dans les tableaux de l'Annonciation, où l'on voit l'ange Gabriel porter à Marie la bonne nouvelle de sa grossesse, alors qu'elle n'a jamais connu d'homme dans l'intimité. Marie est la fille de Joachim, riche juif respecté, et d'Anne, longtemps restés sans enfant. À l'âge de douze ans, Marie est confiée à Joseph qui, lui, n'est plus tout jeune – il a plus de quatre-vingts ans. Elle en a quatorze au moment de la naissance de Jésus.

Reste-t-elle vierge après son accouchement ? À Bethléem, certains en doutent. Salomé, une jeune sage-femme informée de la nouvelle de l'accouchement, est sceptique. « Si je n'examine son corps, je ne croirai jamais que la Vierge a enfanté », dit-elle. Mais lorsqu'elle introduit un doigt « dans la nature » de Marie, elle perd sa main, brûlée « sous l'action d'un feu » (texte apocryphe du Protoévangile de Jacques, IIe siècle). Salomé est punie pour son incrédulité, l'enfant serait bien né sans laisser de traces.

Ce point est cependant largement débattu et ouvertement remis en cause par certains théologiens. Tertullien (*De Carne Christi*, IIIe siècle) affirme que Marie aurait perdu sa virginité en accouchant de Jésus qui, se faisant homme, aurait accepté de se former « dans le sein parmi les immondices » et de venir au monde par les « organes honteux ». Origène considère à l'inverse, quelques années plus tard, dans ses *Commentaires sur toute l'Écriture sainte*, que l'ouverture de la vulve de sa mère par Jésus n'est pas un obstacle à la permanence de la virginité de Marie. Jérôme de Stridon se range du côté d'Origène (IVe siècle). Cependant, d'autres doctes comme Ambroise ou Augustin considèrent que, bien que Jésus ait emprunté les voies naturelles pour venir au monde, cela n'a pas affecté la virginité de sa mère car la vulve se serait immédiatement reformée après. Le débat n'est pas clos, puisque certaines églises n'adhèrent pas à la thèse de l'Immaculée Conception.

Deux mille ans plus tard, les techniques d'insémination intra-utérine ou de fécondation *in vitro* permettent physiologiquement la maternité sans qu'il y ait eu de rapport sexuel. Mais la naissance de Jésus dépasse la seule question biologique.

Toutes ces naissances hors du commun partagent une caractéristique : l'enfantement est désexualisé.

L'évitement du coït, du séjour *in utero* ou de l'accouchement par voie vaginale est un évitement du sexuel. C'est en cela que ces naissances sont mythiques : tantôt par la tête, tantôt par la cuisse, tantôt par la côte, tantôt par l'oreille ou par le flanc. Ces procréations posent bien sûr un problème aux rationalistes. Cet évitement – surnaturel – du sexe peut être un moyen de marquer la différence d'avec le commun des mortels. La nécessaire relation sexuelle, pour la perpétuation de l'espèce, rattache l'homme au monde animal. La sexualité, même librement consentie, serait par nature impure.

Nos connaissances ont beaucoup évolué en biologie, génétique et immunologie, qui constituent autant d'équilibres nécessaires au bon développement embryonnaire et fœtal. De nombreux progrès médicaux comme la contraception, l'interruption volontaire de grossesse (IVG), la préservation de la fertilité ou la fécondation *in vitro* ont permis de mieux maîtriser le projet d'enfant ; un enfant « si je veux », « quand je veux » mais aussi « tant que je peux » ! Cette dissociation de la sexualité et de la maternité est certainement une des révolutions les plus importantes de l'humanité, puisque le statut de la femme change radicalement ; et avec lui les rapports entre les hommes et les femmes progressent sur le chemin d'une plus grande égalité. Y a-t-il des limites à ces évolutions ? L'éthique a-t-elle besoin de contes pour enfant pour apporter des réponses positives et remplacer, parfois, le « tu ne feras pas » par une possibilité de rêver ?

CHAPITRE 2

Naissances extraordinaires

Si certains rituels et certaines croyances concernant la conception, la grossesse ou la naissance ont complètement disparu, d'autres perdurent. La conception reste un mystère, que son issue soit positive ou qu'elle se solde par un échec. Outre l'homme et la femme, une troisième dimension, invisible, est souvent invoquée, que ce soit l'esprit des ancêtres, un génie, le hasard, la lune ou bien le souffle divin – premier de ces intervenants.

La Bible est riche de stérilités féminines guéries par Dieu. Sarah inaugure la série des matriarches infertiles. Originaire d'Ur, en Chaldée, Sarah suit Abraham en terre de Canaan. Elle souffre de ne pas pouvoir lui donner de descendance, au point qu'elle accepte, suivant le droit mésopotamien, qu'Abraham assure sa descendance avec sa servante Agar. Ismaël naît de cette union consentie.

Mais alors que Sarah est âgée de quatre-vingt-dix ans, Dieu annonce sa future grossesse à son mari, qui a bientôt cent ans. « Je te multiplierai à l'infini [...]

tu deviendras père d'une multitude de nations », lui annonce la voix divine. Et Sarah : « Je la bénirai, et je te donnerai d'elle un fils » (Gn 17, 1-16).

Par la suite, de mystérieux visiteurs, en qui Abraham reconnaît à chaque fois le Seigneur, lui annoncent que Sarah enfantera l'année suivante. Sarah, qui écoute à la porte de la tente, en rit. Tous deux sont si vieux. Elle n'est plus fertile et lui n'est pas dans la fleur de l'âge. Mais un fils naît effectivement de leur vieille union : Isaac (ce qui signifie « Dieu rit » – comme Sarah).

Après la naissance d'Isaac, Agar et son fils Ismaël sont chassés de la maison d'Abraham par Sarah. Cet épisode biblique nous offre une riche métaphore d'un thème plus contemporain : la gestation pour autrui.

Rebecca, la deuxième matriarche, est l'épouse d'Isaac. Comme Sarah, elle reste longtemps stérile. Les époux prient ardemment Yahvé pendant vingt ans pour qu'il leur donne une descendance. Rebecca donne finalement naissance à deux jumeaux, Ésaü et Jacob.

*

Dieu étant tout-puissant, il peut contrôler les ovaires et les utérus des femmes. Il choisit donc de donner ou de ne pas donner la vie. Rien n'est possible hors la volonté divine. Si l'arbre ne produit pas de fruit, si le couple ne donne pas d'enfant, c'est que Dieu en a voulu ainsi. Seuls les gestes sincères de piété sont récompensés par une descendance nombreuse.

N'oublions pas que de nombreuses femmes de par le monde sont avant tout les mères *de* quelqu'un. Elles sont désignées par le groupe social, par les liens ascendants ou descendants. Si la femme n'a pas de descendance, elle n'est pas identifiée dans ce tissu de liens. Elle perd en quelque sorte une partie de son identité, avant d'être mise au ban de la famille, du groupe, du clan. De manière générale, notamment dans les pays en voie de développement, la stérilité entraîne parfois de graves conséquences psychologiques et sociales : violence, exclusion, suicide, etc. Pour cette raison, l'Organisation mondiale de la santé (OMS) a engagé une lutte contre l'infécondité, même dans les pays où le taux de natalité reste très important.

Notons par ailleurs que la stérilité masculine est souvent tue ou ignorée, faisant porter à la femme la responsabilité de l'échec. Cette culpabilisation de la femme, très présente, nous l'avons vu, dans les textes anciens, est perpétuée par l'Église au Moyen Âge notamment.

Les rituels visant à assurer la fécondité ont donc leur importance. Selon les continents, on évoque ici l'argile, là une eau fertile. Parfois, il s'agit de toucher telle ou telle statue. C'est encore le cas aujourd'hui : la légende veut qu'en frottant le gisant du journaliste Victor Noir au cimetière du Père-Lachaise, notamment à l'endroit du sexe, on retrouve la fertilité. Chaque printemps au Japon, le *Kanamara matsuri* (« fête du phallus de fer ») voit des dizaines de milliers de personnes défiler avec des phallus géants symbolisant la fécondité, à l'occasion d'une foire commerciale mêlée au sacré d'une tradition ancienne.

Les rendez-vous dans des sanctuaires supposés vaincre la stérilité ont toujours existé. Le temple d'Éphèse, les « pierres des marmots » contre lesquelles les femmes se frottaient le ventre au Moyen Âge, les arbres, fontaines ou fleuves sacrés, sont autant de témoignages de ces pratiques mystiques ou superstitieuses.

Les Kanouri du Nigeria considèrent que la fécondation résulte d'un orgasme simultané du couple. Cette injonction n'est pas la plus désagréable de toutes, tout comme le fait de porter la culotte du mari, ainsi que le raconte Jacques Gélis[1]. Parfois, les couples s'adonnent à des pratiques bien moins plaisantes : faire trois fois le tour d'une église, réaliser des pèlerinages dans des zones difficiles, ou bien rechercher une grotte.

On observe donc des pratiques très variées, plus ou moins élaborées, plus ou moins contraignantes. Parfois, cela va être l'invocation d'un symbole animal, tels un serpent ou une cigogne. Parfois, c'est le recours à une flore supposément magique : pétales de rose, tomates, noix de kola. D'autres fois encore, on invente des histoires pour éviter la répudiation et l'humiliation d'être stérile, comme au Maroc où l'on explique que l'enfant

1. Jacques Gélis, *L'Arbre et le fruit*, Paris, Fayard, 1984. Voir aussi R. Frydman, J. Gélis, H. Atlan, *La Plus Belle Histoire de la naissance*, Paris, R. Laffont, 2013.

est endormi dans le ventre de sa mère et que ce sommeil peut durer des années avant qu'il ne décide de sortir. Certains marabouts ou certaines officines proposent des potions magiques, mais il s'agit le plus souvent d'un abus commercial cynique.

Aujourd'hui encore, les conduites irrationnelles restent nombreuses, et pas seulement dans les cultures lointaines. Cela peut passer par l'ingurgitation d'une plante n'ayant pourtant jamais prouvé scientifiquement son effet ou l'adoption de comportements alimentaires, physiques ou spirituels spécifiques. À la question : « Docteur, pourquoi cela n'a pas marché ? » venant de patients suivis pour stérilité après plusieurs échecs, il arrive souvent que le médecin ne sache pas quoi répondre. Et comme toujours en présence d'un mystère, la tentation est alors grande de faire appel à la magie ou à des médecines parallèles.

*

Même lorsque la conception réussit, des craintes demeurent. La grossesse et l'accouchement sont des passages difficiles. Des rêves d'accident, de mort, de disparition peuplent certaines nuits pendant cette période censée être heureuse. Des menaces planent : fausse couche, anomalie fœtale, accouchement difficile et douloureux, la crainte de ne pas savoir s'occuper de son enfant, etc. À l'inverse, certains rêves nocturnes sont idylliques, pleins de beauté, de douceur et d'empathie. Qui sont les bonnes fées ? Comment attirer leurs bonnes grâces ?

L'imagination fleurit dans l'attente. Cette mue invisible de neuf mois a besoin d'une énergie mystérieuse. Le recours aux rituels ou aux influences bénéfiques peuvent s'appuyer sur des croyances venues des temps anciens ou créées de toutes pièces à l'époque contemporaine.

Les statuettes paléolithiques féminines semblent souvent enceintes : celle de Willendorf en Autriche, celle de Lespugue en France, datant respectivement de 24 000 et 22 000 avant J.-C. La « Dame aux fauves », vieille de huit millénaires et découverte en Anatolie, représente une femme en train d'accoucher entourée de deux félins. Ces Vénus ont pu servir de porte-bonheur pour les futures mères.

On entend parfois que, pendant la grossesse, la mère et l'enfant ne font qu'un. Et donc que tout ce que ressent, voit, touche la mère, ou tout ce qui l'agresse, pourrait affecter l'enfant. Porter un collier trop serré autour du cou favoriserait l'enroulement du cordon ombilical et entraînerait un risque d'asphyxie. Les rencontres avec des personnes ayant un défaut physique ou un handicap mental auraient des effets sur l'enfant, comme si ce dont la mère avait été témoin pouvait influencer le bon déroulement de la croissance *in utero*. Pour certains, l'enfant non encore né serait en communication avec l'au-delà et posséderait de nombreux pouvoirs magiques.

Les envies de la mère font partie de ce grand folklore. Ainsi, les taches de naissance, qu'elles soient brunes ou roses, témoigneraient d'un désir alimentaire irrépressible n'ayant pas été immédiatement assouvi. Combien de maris sont allés acheter en toute hâte des fraises en plein hiver ? Ces superstitions n'ont pas disparu. Pour protéger le fruit qu'elle porte, la mère se munit parfois d'amulettes ou de cordelettes qu'elle dénoue le jour J. Elle s'interdit certains aliments pour que l'enfant ne soit pas trop gros et que l'accouchement se passe bien. Elle évite également soigneusement les mets pâteux, collants, ou un régime trop salé. Elle récite des prières, comme l'« oraison de Saint Charlemagne ». Elle fait attention à sa posture ou veille à la couleur de ses vêtements.

Elle porte parfois une « pierre d'aigle ». Il s'agit d'une pierre dotée d'une cavité intérieure dans laquelle une pierre plus petite, symbole du fœtus dans le ventre maternel, est mobile. Ramassée à l'origine dans les nids d'aigle en Inde, la légende veut qu'elle permette de protéger les petits de la foudre. Accrochée à la jambe gauche des parturientes, la pierre d'aigle faciliterait l'accouchement – c'est du moins ce que l'on croyait au Moyen Âge.

Beaucoup de fantasmes ont également été entretenus autour du sexe de l'enfant : le pied qui touche le sol en premier lorsqu'on se lève d'une chaise, le ventre pointé en avant ou au contraire plus large, etc. Toutes ces incertitudes ont disparu avec l'émergence de l'échographie des douze premières semaines de grossesse.

Mais certaines pratiques existent encore, comme d'éviter d'enjamber tout ce qui peut rappeler le cordon ombilical (cordes, courges, bambous, lianes ou troncs d'arbres), ou d'évoquer de quelque manière que ce soit un passage de porte obstrué, ou encore de croiser les jambes (car cela pourrait gêner la sortie de l'enfant).

On serait tenté de croire que les amulettes, les talismans, les rites de la fertilité, comme ceux de l'enfantement, appartiennent au passé ou au folklore de populations sous-médicalisées. La magie tient une place d'autant plus forte que la mortalité maternelle et infantile, trop présente et toujours dévastatrice sur les cinq continents, est élevée. Pour autant, les pratiques rituelles n'ont pas disparu des régions développées.

Pourquoi une tentative de grossesse n'aboutit-elle que dans 20 à 25 % des cas ? Pourquoi, malgré les échographies, les péridurales, les césariennes, le niveau d'équipement des maternités aujourd'hui, y a-t-il encore une centaine de femmes enceintes qui meurent en couches chaque année dans notre pays ? Pourquoi tant d'accidents, de prématurité ou de retard *in utero* ?

Il est intéressant d'interroger les femmes, qu'elles soient ou non enceintes, sur les pratiques magiques auxquelles elles ont ou pourraient avoir recours. Elles évoquent alors un florilège inventif de procédés irrationnels qui ne sont pas étalés au grand jour. Ils font partie des petits secrets invisibles qui préparent à la venue du futur enfant.

CHAPITRE 3

Embryon, as-tu une âme ?

Durant l'Antiquité, de grands médecins et philosophes tels qu'Aristote, Hippocrate ou Galien ont cherché à expliquer la formation de l'embryon humain. Si le surnaturel et le divin y gardent une place, tous s'accordent sur la nécessité d'une rencontre entre deux semences. Cependant, nombre de questions demeurent. Beaucoup considèrent que la semence masculine prédomine, mais le débat n'est pas tranché. On ne sait pas non plus d'où elle vient. Les médecins pythagoriciens considéraient que le sperme provenait du cerveau et qu'il passait par la moelle épinière avant de descendre vers les testicules. Les élucubrations de ce genre étaient nombreuses. Elles se rejoignaient en général sur un point : l'infériorité de la femme. La stérilité d'un couple était le fait de la femme, dont la matrice était fautive.

Pendant plus de vingt siècles, les observations les plus farfelues et les descriptions les plus ahurissantes sont proposées. Elles font état d'embryons séjournant douze mois dans le ventre de la mère, certains prétendent qu'ils résulteraient d'un mélange de sperme et de sang menstruel, ou encore que certaines fécondations seraient le fait d'incubes, incarnations démoniaques masculines abusant sexuellement des femmes durant la nuit. Le rôle du souffle divin, ou *pneuma*, est régulièrement évoqué, de même que celui de la pleine lune. On raconte la naissance d'êtres vivants sans parents, par génération spontanée. Au XVIIe siècle, la mystique Antoinette Bourignon soutient qu'Adam était hermaphrodite et que la reproduction au jardin d'Éden se faisait par le nez.

Il faut attendre le XVIIIe siècle et l'abbé italien Lazzaro Spallanzani, qui étudie les mécanismes de la reproduction chez les batraciens, pour disposer d'éléments plus probants. Il observe notamment que, lorsqu'il fait s'accoupler mâles et femelles en utilisant une culotte contraceptive pour la grenouille mâle, aucun têtard ne naît de la ponte.

Deux grands courants dominent à cette époque. D'un côté, les « ovistes », comme le zoologiste genevois Charles Bonnet, défendent l'idée que tout est contenu dans l'ovaire, que l'être humain y est préformé et que le sperme ne joue qu'un rôle de déclencheur grâce à son *aura seminalis* – une vapeur qui permet d'activer l'œuf. Ève aurait ainsi porté en son sein toutes les générations à venir, comme une sorte de poupée russe géante.

De l'autre côté, les « animalculistes » font du spermatozoïde l'unique acteur de la fécondation et un petit être en puissance. C'est le cas du drapier et biologiste de Delft Antoni Van Leeuwenhoek, qui observe au microscope les spermatozoïdes dans lesquels il croit voir un petit bonhomme accroupi – avec des membres plus ou moins repliés et dans des positions différentes selon les spermatozoïdes. Tout un florilège de descriptions parlent alors de « cerveau à queue », de « têtard », d'« homoncule », d'« animalcule ». Pour certains, ces petits animaux peuvent vivre dans l'air ou dans l'eau, ce qui expliquerait les grossesses sans mari – théorie ayant servi de planche de salut à un certain nombre de femmes mises au ban de la société. Dans cette pataphysique demeure toujours la conviction que l'être humain est préformé, tantôt dans l'ovaire, tantôt dans les spermatozoïdes.

C'est au XIXe siècle que naît l'embryologie moderne et que des découvertes majeures permettent enfin de reconnaître le gamète féminin, l'ovule (et non plus le seul ovaire), à l'intérieur du follicule ovarien. L'ovule serait alors comme le pépin d'un grain de raisin, lequel ferait partie d'une grappe pouvant être assimilée à l'ovaire, qui contient dès la naissance tous les follicules à venir. L'hypothèse d'une imprégnation à distance de l'œuf féminin par l'*aura seminalis* serait donc démontrée.

Les scientifiques s'intéressent progressivement au principe de la fécondation, en observant la pénétration d'un – et un seul – spermatozoïde dans l'ovule. Des expériences sont conduites chez l'oursin avant que le même phénomène ne soit démontré chez d'autres animaux. Une fois le spermatozoïde dans l'ovule, le développement embryonnaire peut être observé au microscope. On passe alors en quelques jours d'une à deux cellules, puis à quatre, puis à huit, et ainsi de suite, par le jeu des divisions successives. Bientôt, des feuillets embryologiques permettent de former les différents organes. La génétique aidera ensuite à comprendre notamment cette fécondation élective par un seul spermatozoïde et l'impossibilité pour les autres de pénétrer dans l'ovocyte dès lors que le premier a atteint son but.

Les connaissances biologiques s'accroissent considérablement au cours du XXe siècle. Néanmoins, subsiste la question de l'âme. Toutes les religions se sont interrogées sur le statut de l'embryon et son *animation*. À quel moment l'âme s'insère-t-elle dans la matière ? Est-ce dès le début de la constitution de l'embryon, au moment de la fécondation, ou bien plus tard ? Autrement dit : l'embryon, au stade d'amas de cellules, est-il une personne ou une chose ? Les avis, au sein même des religions, sont loin d'être unanimes.

Le Talmud évoque un délai de quarante jours à partir de la conception durant lequel l'embryon n'est constitué que d'eau. L'Ancien Testament suggère une animation différée, en se fondant notamment sur des autopsies réalisées en ancienne Égypte sur des femmes prisonnières et exécutées, dont la date des derniers rapports sexuels était connue. Ces autopsies semblaient attester de la présence dans l'utérus d'une sorte de petit grain, semblable à du tapioca, à partir du quarantième jour après les rapports sexuels, jamais avant. Mais l'échelle microscopique leur restait inaccessible. Dans le judaïsme et le christianisme, la survenue de l'âme est ainsi retardée de plusieurs dizaines de jours. Elle ne rejoint l'embryon qu'au bout d'un certain temps. Il n'y a pas de progression linéaire vers la personne humaine. Le Coran, au contraire, admet une relative progressivité dans la constitution du fœtus. L'être humain serait créé à partir d'un extrait d'argile (*nufta*), donnant une goutte de sperme déposée par la suite sur un réceptacle, l'utérus. L'adhérence du sperme, comparable à une sangsue (*alaqah*), produirait une « substance mâchée » (*mudhgha*), progressivement recouverte de muscles et de chair. Les différentes étapes sont séparées de quarante jours environ. Au bout des trois étapes, le seuil des trois mois – stade de la fausse couche – est ainsi dépassé.

L'Église a connu de vifs débats en son sein sur la question du statut de l'embryon. Avant même le grand schisme d'Orient (1054), les positions des Pères de l'Église divergent. Tout comme Tertullien (v. 150-220 après J.-C.), Augustin (354-430) croit en une animation différée de l'embryon, alors que Clément d'Alexandrie (v. 150-215), Grégoire de Nysse (v. 335-395) ou Maxime le Confesseur (580-662) défendent l'idée d'une animation immédiate. Thomas d'Aquin reprend au XIIIe siècle la thèse de l'animation différée mais y ajoute une distinction assez particulière : l'âme rejoindrait les embryons masculins au bout de quarante jours, contre quatre-vingts jours pour les embryons féminins.

Les défenseurs de l'animation différée soutiennent généralement la thèse de l'origine humaine du mal. Le péché originel serait transmis par l'acte charnel. L'embryon est d'abord un vivant souillé par la faute, avant d'être humanisé par Dieu lui infusant, au moment voulu, une âme.

Cependant la proclamation du dogme de l'Immaculée Conception en 1854 conduit Pie IX à souscrire à la thèse de l'animation immédiate de l'embryon, qui serait ainsi sacré dès la conception. Mais certains, comme les thomistes (la doctrine de Thomas d'Aquin défend explicitement la thèse de l'animation différée), critiquent encore cette position, considérant que l'âme a besoin d'un récepteur pour se manifester et qu'il faut attendre l'apparition d'une ébauche de cortex cérébral.

Dans la seconde moitié du XXe siècle, la question du moment de l'animation perd de son importance. En 1987, par l'instruction papale *Donum Vitae*, « Sur le respect de la vie humaine naissante et la dignité de la procréation », Jean-Paul II et la Congrégation pour la doctrine de la foi tentent de fixer définitivement la doctrine en affirmant la nécessité de respecter l'embryon « comme » une personne dès sa conception. Le mot « comme » est ici intéressant. Puisqu'on ne peut pas prouver qu'il s'agit d'une personne, il faut le considérer *comme si* c'était une personne. En vertu de cette doctrine, sont donc formellement proscrites toutes les pratiques qui tendraient à dissocier l'acte sexuel de l'acte de procréation (préservatif, pilule contraceptive, interruption volontaire de grossesse et procréation médicalement assistée, même pour les couples mariés). Par ailleurs, toutes les recherches sur l'embryon sont interdites, même à partir d'embryons « surnuméraires » – conçus *in vitro*, alors qu'il n'y a plus de projet parental.

Nous pourrions évoquer de la même manière les débats qui agitent l'Église orthodoxe, qui refuse la nature comme critère éthique, ou l'Église protestante, qui souhaite séparer ce qui relève de l'éthique et la sphère juridique et faire confiance à la sagesse humaine.

*

Que dit la République ? Après la naissance d'Amandine en février 1982, premier bébé né en France grâce à une fécondation *in vitro*, le président de la République François Mitterrand crée le Comité consultatif national d'éthique pour les sciences de la vie et de la santé (CCNE), qui réunit quarante – encore ce nombre ! – personnalités pour former une assemblée diversifiée sur les plans professionnel, politique et philosophique. Ce comité n'a pas vocation à légiférer mais joue un rôle informatif et prudentiel, pour faire avancer la réflexion et répondre aux questions de la société et du législateur. Dès sa création, le CCNE s'est interrogé sur le statut de l'embryon. Après de longs débats, il a proposé en 1986 une définition de l'embryon comme « personne humaine potentielle », expression à laquelle certains préfèrent celle de « potentialité de personne ». Les cellules d'embryons sont humaines et symbolisent la vie. Elles ne constituent pas pour autant un individu – seulement une personne potentielle.

Le point essentiel est la notion de personne : l'embryon est-il une personne ou le devient-il ? Certains considèrent qu'il faut attendre l'implantation utérine de l'embryon, dans les premières semaines. D'autres préfèrent choisir l'apparition du système nerveux et d'une ébauche de cerveau. D'autres encore, les battements du cœur, qui surviennent au cours de la quatrième semaine du développement. D'autres, enfin, attendent les toutes premières possibilités de survie, entre la vingt-deuxième et la vingt-quatrième semaine. Même si l'on admet qu'une « potentialité » est présente à tous ces stades, la personne est encore en train de se constituer. De même qu'un étudiant en médecine n'est pas encore un médecin, un embryon humain n'est pas encore une personne.

Ce débat n'hypothèque pas le respect dû à l'embryon et à ses concepteurs. Rien ne peut être fait – création, conservation ou destruction – sans l'avis des géniteurs, c'est-à-dire des deux personnes qui sont à l'origine de son existence. En outre, aucune commercialisation ne saurait être autorisée.

L'avenir de l'embryon dépend assez peu de lui-même, mais surtout du regard qu'on lui porte. Dans le cas d'une fécondation *in vitro*, l'embryon ne peut se développer que si le projet d'enfant qui lui est intrinsèquement lié est accepté et désiré. S'il n'y a plus de projet parental, un embryon pourra, selon le choix de ses géniteurs, être détruit, participer ou non à la recherche, ou bien être attribué à un autre couple par l'intermédiaire d'un CECOS (Centre d'étude et de conservation des œufs et du sperme humains). Personne ne peut en disposer sans l'accord des géniteurs.

Au XXe siècle, d'invisible, l'embryon humain est devenu visible. D'intouchable, il est devenu manipulable. Cela a rendu nécessaire la définition de règles éthiques pour établir un cadre clair et des limites à ne pas dépasser.

CHAPITRE 4

Deux médecins engagés

Quelques noms de médecins restent attachés à l'histoire de la gynécologie-obstétrique et à des progrès majeurs concernant la médecine de la femme. C'est notamment le cas d'Ignace Philippe Semmelweis et de Gregory Goodwin Pincus.

Ignace Philippe Semmelweis est né en 1818 à Budapest dans une famille de huit enfants. Son père est épicier. À la fin de ses études, en novembre 1837, il part pour Vienne afin d'obtenir un diplôme de droit, mais choisit finalement la médecine après avoir assisté à une autopsie publique – à cette époque, il était courant que les étudiants en médecine et leurs amis assistent à ces séances ouvertes. La rencontre avec de grands médecins, comme le professeur Skoda, célèbre pour ses travaux sur l'auscultation, ou le professeur Rokitansky, chirurgien titulaire de la première chaire d'anatomie de Vienne en 1844, est déterminante pour le jeune Semmelweis, nommé docteur en médecine la même année. Rokitansky s'interroge, en particulier, sur les infections survenant à la suite d'actes chirurgicaux qui déciment alors un grand nombre de malades. Du fait des faibles chances de survie après les opérations chirurgicales, il y a peu de chirurgiens et peu d'interventions. Semmelweis, prenant la suite des travaux de Rokitansky, est nommé maître en chirurgie en novembre 1846. Il devient assistant dans le service d'obstétrique du professeur Johann Klein. Ce dernier accepte mal les idées neuves de son impétueux élève, qui remet ouvertement en cause le fonctionnement du service, notamment concernant la fièvre puerpérale.

À cette époque, l'infection emporte entre 2 et 15 % des accouchées en moyenne selon les années. La fièvre puerpérale, que les frères Goncourt qualifient de « peste noire des femmes », est une infection foudroyante de l'utérus. En l'absence de traitement antibiotique et de mesures d'hygiène suffisantes, elle entraîne une septicémie et la mort de l'accouchée.

Entre le XVIIe et le XIXe siècle, la mortalité maternelle explose. Les maternités hospitalières européennes, où la promiscuité est forte, sont les plus touchées, avec des pics de mortalité terrifiants à Londres en 1838 (26,7 %) et à Paris en 1864 (20,2 %). La fièvre puerpérale concerne alors toutes les femmes, quel que soit leur statut social, qu'elles soient obèses ou maigres, que l'accouchement ait été rapide ou long. La microbiologie n'existe pas encore, pas plus que les antibiotiques.

L'histoire de la fièvre puerpérale reste intimement liée à celle des hôpitaux. Ces derniers, de même que les maternités, sont nationalisés en France à la Révolution.

L'hôpital est alors le lieu des indigents, des prostituées, des grossesses illégitimes ou des filles-mères. Les médecins du XVIIIe siècle, comme Jacques Tenon en France ou Charles White en Angleterre, expliquent cette infection par l'atmosphère viciée qui régnerait dans ces établissements. Un siècle plus tard, la fièvre fait encore des ravages et leur théorie reste toujours aussi fausse. Quelques esprits éclairés en cherchent plus sérieusement la cause. En 1829, à Dublin, Robert Collins prend la décision de fermer provisoirement une maternité et de la purifier en diffusant du gaz de chlore dans toutes les salles d'accouchement. Il faudra attendre Semmelweis pour que son origine soit démontrée.

Peu de temps avant les travaux de Semmelweis, en 1843, Olivier Wendell Holmes publie à Boston, aux États-Unis, un article accréditant la théorie de la contagiosité, tout en balayant le rôle des miasmes présents dans l'air. L'infection, dit-il, se transmettrait par les mains des médecins et des sages-femmes qui transportent des particules nocives.

En 1846, Semmelweis travaille à l'hospice général de Vienne, qui dispose de deux services d'accouchement de construction identique, l'un dirigé par le professeur Klein, l'autre par le professeur Bartsch. La mortalité est redoutable dans le service du premier, qui est vu comme un lieu maudit, au point que les femmes implorent de ne pas y être admises. Toutes préfèrent accoucher chez le second. La seule différence entre les deux maternités est que, dans celle dirigée par Bartsch, ce sont des sages-femmes qui officient, alors que dans celle de Klein, les femmes sont majoritairement examinées par des étudiants en médecine, parfois immédiatement après leurs travaux pratiques d'anatomie. Semmelweis, s'en rendant compte, propose alors d'instaurer le lavage des mains. Son chef de service, le professeur Klein, refuse cet acte pourtant si simple et le révoque.

Que de batailles Semmelweis a-t-il dû livrer contre l'orgueil des uns et la jalousie des autres avant que ses idées ne s'imposent… À cette époque, les microbes ne sont pas encore identifiés et seule leur odeur se décèle. Il faut donc, dit-il, se « désodoriser » les mains.

Malgré les preuves statistiques remarquables qu'il parvient à fournir, par exemple en intervertissant les équipes de médecins et de sages-femmes, il n'emporte pas l'assentiment de ses pairs. Chassé de Vienne, il retourne à Budapest, où il met en place ses méthodes avec succès, au point qu'elles sont généralisées à toute la Hongrie. Mais il ne connaît plus jamais le repos, tant ses détracteurs, dont il attise parfois lui-même les invectives, sont nombreux. Il s'épuise, jusqu'à la folie, à vouloir convaincre du bien-fondé de sa théorie. Ironie du sort, on raconte qu'il serait mort d'une infection à la suite d'une blessure survenue lors d'une opération (cela est cependant contredit).

Que de souffrances et de blessures. « Il semble que sa découverte dépassa les forces de son génie », dit Céline, qui choisit d'écrire sa thèse de médecine sur Semmelweis en 1924. Ce dernier était-il déjà fasciné par la solitude, lui l'écrivain hors du commun et l'abject antisémite, s'isolant dans l'ignominie accusatrice, à l'ombre des lumières de sa science ?

Cette prophylaxie anti-infectieuse semble tellement évidente de nos jours que l'on peine à imaginer le long combat pour l'asepsie des gestes médicaux.

*

Une seconde figure importante de la médecine de la femme est celle de Gregory Goodwin Pincus. Un siècle après les travaux de Semmelweis, la découverte de la pilule est une aventure exceptionnelle. Elle met en scène un grand biologiste, Pincus, une suffragette, Margaret Sanger, et une milliardaire, Katharine McCormick. Aborder le contrôle de la fertilité aux États-Unis dans les années 1950 revenait, d'une certaine manière, à braver la loi et la morale. Malgré les difficultés qu'il rencontre pour financer son laboratoire, Pincus met en évidence, avec son collègue Min-Chueh Chang, le rôle de la progestérone. Cette hormone normalement sécrétée par l'ovaire après l'ovulation est capable de l'inhiber. Les deux hommes s'appuient notamment sur des expériences réalisées chez les lapines.

Russell Marker et son associé Carl Djcrassi, deux remarquables chimistes d'un laboratoire américain, constatent dans les années 1940 qu'il est possible de synthétiser des progestatifs à partir d'une plante mexicaine, appelée *cabeza de negro* par les autochtones. Ils sont à l'origine de la noréthistérone en 1951 et, deux ans plus tard, en 1953, de la synthèse du noréthynodrel. Cependant, les compagnies pharmaceutiques restent réticentes à produire ces progestatifs de synthèse, non pas du fait de leur efficacité, plus grande que celle de la progestérone naturelle, mais à cause du risque de pouvoir en faire, un jour, un produit contraceptif. Un scandale de ce type pourrait conduire à un embargo sur leurs autres produits dans certains pays.

C'est par hasard que « Goody » Pincus rencontre Margaret Sanger. Ancienne infirmière, issue d'une famille pauvre et nombreuse, Sanger milite toute sa vie pour la cause des femmes, au point d'être mise en prison après avoir créé en 1916 la première clinique de contraception américaine, sur le modèle de ce qui existait alors aux Pays-Bas. Elle crée l'*American Birth Control League* en 1921 et multiplie les actions en faveur de l'espacement des naissances, notamment après que son chemin a croisé celui de Katharine McCormick, femme instruite et richissime, très engagée pour la libération de la femme. Celle-ci met son immense fortune à la disposition de Pincus pour financer la recherche sur la contraception – en particulier après le décès de son mari, héritier de la firme McCormick, en 1947.

Pincus, avec l'aide du docteur John Rock, débute les essais sur l'effet anti-ovulatoire du noréthynodrel chez la femme en 1955 à Porto Rico. Le produit s'avère redoutablement efficace. Malheureusement, cette contraception reste mal tolérée et nécessite l'adjonction d'œstrogènes pour éviter des saignements inconfortables. En 1960, la première pilule, à base d'œstroprogestatifs (Enovid), est mise sur le marché. Deux ans plus tard, 9 millions de femmes prennent la pilule. L'invention de Pincus révolutionne la sexualité, la vie de couple, la famille et la place de la femme dans la société.

Cependant, des rumeurs de phlébites et d'accidents vasculaires cérébraux se répandent. Une commission de la *Food and Drug Administration* (FDA) se réunit en 1963 et recense 272 embolies pulmonaires et 30 décès sur un échantillon de 2 millions d'utilisatrices. Pincus, malgré ces chiffres, minimise le risque et soutient que les accidents décrits sont sans rapport avec la contraception. En 1965, il publie un livre, *The Control of Fertility*, sur les objectifs de la contraception, sans évoquer ces accidents. La FDA, dans un rapport de 1970, met en évidence un lien entre le risque de phlébite et les pilules fortement dosées (plus de 50 microgrammes) en œstrogènes. Un livret d'information sur les risques des pilules est alors rendu obligatoire.

À la même période, l'encyclique *Humanae Vitae*, publiée par le pape Paul VI en 1968, condamne la contraception sous toutes ses formes. Pour le pape, l'acte sexuel doit être obligatoirement lié à une possibilité de procréation (cet argument sera également utilisé par l'Église catholique contre la fécondation *in vitro*).

Pincus jouit d'une grande reconnaissance. Il est élu en 1964 à l'Académie des sciences des États-Unis pour son importante découverte – mais il ne reçoit pas le prix Nobel. Il meurt en 1967 d'une leucémie, probablement causée par les produits toxiques auxquels il a été exposé pendant toute sa vie de chercheur. Margaret Sanger, avocate unanimement saluée de la cause féminine, décède la même année, quelques mois après l'autorisation du contrôle des naissances chez les couples mariés. Katharine McCormick disparaît sans avoir reçu de reconnaissance publique pour son engagement. Elle léguera sa fortune au planning familial.

En France, les notions de planning familial et de maternité choisie ont été portées par un groupe de médecins, parmi lesquels Pierre Simon, Marie-Andrée Lagroua Weill-Hallé, Jean Dalsace et Jean Cohen. Il fallut cependant attendre la loi Neuwirth, du 28 décembre 1967, pour que les contraceptifs soient autorisés et disponibles en pharmacie.

Depuis Pincus, de nombreuses modifications ont été apportées aux pilules, sans rien changer aux principes qu'il avait défini. Les doses d'œstrogènes ont beaucoup diminué : la dose de 150 microgrammes de mestranol de la pilule initiale est passée à 30, 20 voire 15 microgrammes d'éthinylestradiol. Le progestatif a été remplacé par des dérivés plus puissants dits de « troisième génération », permettant de renforcer l'efficacité contraceptive tout en diminuant la dose d'œstrogènes nécessaire.

Les pilules actuelles ont toutes des formules assez comparables. Il n'en reste pas moins que la diversité de l'offre n'est pas inutile et permet aux femmes de choisir la pilule la mieux adaptée à leur situation, en tenant compte de leur poids, de l'abondance de leurs règles, d'une éventuelle acné ou de migraines. Cela permet de faciliter l'adhésion au traitement. Un dépistage des potentiels risques de complications est également effectué. Il concerne le surpoids, l'hypertension artérielle, le tabac, le diabète, ou des anomalies lipidiques.

Il n'y a pas de limite de durée à la prise de pilule. À l'arrêt de celle-ci, la fertilité est immédiatement rétablie.

Ces deux médecins ont leur place au panthéon de la science, entourés par de nombreux chercheurs et enseignants qui ont œuvré et œuvrent encore pour l'amélioration des conditions de vie des femmes. Il nous revient de faire bon usage de ces techniques, tout en sachant qu'aucun traitement n'est efficace à 100 % et que le risque zéro n'existe pas.

Pincus et Semmelweis ont été combattus à leur époque pour des avancées qui permettent aujourd'hui aux femmes d'avoir des relations sexuelles moins contraintes, de choisir le moment de la maternité et de donner naissance en toute sécurité. Certes, il reste du chemin pour que cette réalité soit étendue au plus grand nombre, notamment dans les pays en développement. Mais les principes, eux, sont établis. Il convient désormais de les rendre accessibles à tous.

CHAPITRE 5

Le développement embryonnaire

Que sait-on aujourd'hui du processus de développement embryonnaire et fœtal ?

J'ai été très ému lorsque j'ai observé pour la première fois au microscope l'évolution d'un embryon humain, qui ne mesurait qu'un dixième de millimètre et était invisible à l'œil nu. À travers le microscope, on distingue d'abord deux cellules, puis quatre, puis huit, puis un amas semblable à une framboise ou une mûre. On se demande quelle force pousse ainsi les cellules à se diviser en quelques jours. J'ai photographié ces embryons humains et les ai présentés à mes chefs qui, dans les années 1980, n'en avaient jamais vu.

Avant d'arriver au stade embryonnaire, il faut une rencontre entre un ovule et un spermatozoïde. Ces deux cellules, ou « gamètes », sont constituées chacune d'un noyau, où siège l'ADN (le code génétique), et d'un cytoplasme entourant le noyau. Mais pour être aptes à la fécondation, les gamètes doivent au préalable passer par trois mois de « maturation ». La maturation est une transformation invisible et encore assez mal comprise. Seule la dernière partie de cette évolution est décrite précisément. Lors de cette étape, chaque gamète se débarrasse de la moitié de ses chromosomes. En effet, si chacune de nos cellules est composée de 46 chromosomes, les gamètes n'en comportent que 23 au moment de la fécondation, pour pouvoir former, après la fusion avec l'autre gamète, une nouvelle cellule de 46 chromosomes.

Il y a cependant une différence importante entre spermatozoïdes et ovules. Les premiers sont produits de façon continue de la puberté à la sénescence. Les seconds, en revanche, forment un stock constitué une fois pour toutes dès la naissance. Ce capital s'égrène au fil du temps, de la puberté à la ménopause, soit en moyenne de treize à cinquante-quatre ans. Sur les millions d'ovules potentiels présents dans les ovaires du fœtus, 400, au maximum, sont émis au cours de son existence vers les trompes et peuvent alors éventuellement rencontrer un spermatozoïde. Ainsi, une femme enceinte à quarante ans porte un bébé conçu avec un ovule ayant sommeillé dans un ovaire pendant le même nombre d'années.

Au moment de la puberté, une horloge biologique présente dans le cerveau produit une réaction en chaîne bien précise. Une zone du cerveau, l'hypothalamus, sécrète une hormone (la GnRH) activant l'hypophyse, une glande située sous le cerveau et qui fabrique deux autres hormones (la FSH et la LH). Ces deux hormones stimulent alors les ovaires qui, une fois en action, produisent à leur tour des hormones, l'œstradiol et la progestérone, qui préparent l'endomètre utérin à accueillir d'éventuels embryons en s'épaississant, pour se transformer en un véritable nid douillet.

Chez les hommes, la cellule sexuelle initiale est appelée spermatogonie. Elle est fabriquée par les glandes testiculaires et évolue, en trois mois, jusqu'au stade de spermatozoïde adulte. Elle acquiert progressivement sa mobilité et toutes les enzymes nécessaires à la pénétration de l'ovule. Des troubles de la spermatogenèse peuvent conduire, chez certains hommes, à un arrêt de la maturation en cours de route et à une infertilité, en raison d'un défaut de fabrication de spermatozoïdes fécondants. Ces troubles peuvent être temporaires. Ils sont parfois liés à une intoxication ou à une maladie virale, dont les effets peuvent apparaître plusieurs mois après (si bien qu'il n'est pas toujours facile de faire le lien entre les problèmes que l'on constate et les infections ou agressions ayant pu intervenir un certain temps avant l'examen).

Cette même activité souterraine se retrouve chez la femme. Ces étapes préalables durent également trois mois.

Au début de chaque cycle menstruel, plusieurs follicules se placent, en quelque sorte, sur la ligne de départ dans l'un des ovaires – en alternance mensuelle (autre mystère). On distingue très bien ces follicules à l'échographie. D'une taille variable (entre 3 et 5 millimètres), ils constituent ce que l'on appelle la « réserve ovarienne », qui détermine le « potentiel de fertilité » spécifique de chaque femme. Ce follicule est comme un grain de raisin, appartenant à la grappe ovaire et contenant un pépin, qui est l'ovule proprement dit.

À chaque règle commence donc un nouveau cycle. Les follicules mûrissent pendant cinq à six jours sous l'effet des hormones ovariennes. Mais la plupart arrêtent de grossir – encore un phénomène difficile à comprendre – pour laisser la place à un seul des follicules, le « dominant ». Celui-ci poursuit seul son évolution, jusqu'au treizième jour du cycle. Il mesure alors 16 à 18 millimètres et est prêt à ovuler, c'est-à-dire à laisser sortir l'ovule qu'il contient, en réaction à une décharge d'hormone LH en provenance de la glande hypophyse. L'hormone LH inonde l'organisme féminin pendant un temps très bref, 48 heures avant l'ovulation. Le pic de LH permet d'accélérer la maturation de l'ovule, ou ovocyte, contenu dans le follicule dominant. Le noyau de cet ovule quiescent, dont le développement s'est arrêté depuis peut-être treize, trente ou quarante ans, selon l'âge de la femme, est brutalement stimulé par cette hormone et achève sa maturation en 36 heures environ. Il rejette alors, nous l'avons dit, 23 chromosomes à sa périphérie. Véritable Belle au bois dormant, l'ovule est enfin prêt et n'attend plus que le baiser de son prince charmant.

L'ovule est finalement éjecté de son follicule. Au cours d'une cœlioscopie chirurgicale (technique d'exploration avec une caméra), j'ai eu l'occasion de photographier ce volcan en éruption expulsant un ovule qui est ensuite capté, sous l'effet d'une force mystérieuse, par l'une des deux trompes. Il chemine pendant deux à trois jours environ à l'intérieur de celle-ci avant de rejoindre la cavité utérine.

Si un rapport sexuel a lieu, des millions de spermatozoïdes se livrent alors à une course éperdue en sens inverse pour remonter jusque dans la trompe où se trouve l'ovocyte et tenter d'arriver en premier auprès de l'ovule. Celui-ci a une taille beaucoup plus importante que les spermatozoïdes car il contient tous les nutriments nécessaires à la survie de l'embryon durant les premiers jours, avant son implantation dans l'utérus.

Arrivé en quelques heures à son niveau dans la trompe grâce à son moteur, le flagelle, un des spermatozoïdes pénètre à l'intérieur de l'ovule et perfore la membrane qui l'entoure à l'aide des enzymes contenus à l'avant de sa tête. En passant de l'autre côté de la membrane il fait donc entrer son matériel génétique dans l'ovule. Un mécanisme bloque alors l'intrusion de tout autre spermatozoïde comme une sorte de pont-levis décourageant les autres prétendants (si nous étions déterministes, nous pourrions dire qu'il en résulterait un trop-plein de matériel génétique). Le noyau masculin élu se dirige, ou est attiré (encore une énigme), vers le noyau féminin. L'union des chromosomes commence immédiatement et les divers aléas de cette union font les particularités de chaque individu.

Depuis peu, les laboratoires de fécondation *in vitro* disposent de caméras pouvant filmer le développement embryonnaire durant les premiers jours. Cela permet d'observer la division des cellules, le temps de développement et l'aspect de l'embryon aux différentes étapes. Vers le cinquième jour, une cavité se creuse, une séparation a lieu entre certaines cellules, regroupées dans un « bouton » embryonnaire (le futur embryon), et les autres, qui tapissent l'intérieur de la membrane de l'embryon pour constituer plus tard le placenta. À ce stade, l'embryon est appelé blastocyste. On ne sait pour l'instant pas le conserver au-delà de six jours en laboratoire.

Le bouton embryonnaire contient les fameuses cellules souches. Ces cellules sont à l'origine de toutes celles qui forment les différents organes (système nerveux, muscles, etc.). Elles sont également depuis quelques années au cœur de la recherche sur les thérapies géniques, avec pour ambition de pouvoir, grâce à elles, soigner des organes malades.

Si l'embryon arrive naturellement dans la cavité utérine après son cheminement tubaire, il se retrouve assez vite à l'étroit dans sa capsule. Tel un poussin craquelant sa coquille, il entre bientôt au contact direct de la circulation sanguine de sa mère. Pour cela, il s'enfouit et s'attache sous la couche de cellules de l'endomètre, lors de ce qu'on appelle la « nidification ». L'œuf fécondé produit alors une hormone dite gonadotrope, ou HCG, qui est celle que les tests urinaires ou sanguins peuvent détecter et qui est synonyme de grossesse. Le taux d'HCG dans le sang double tous les deux jours et demi, jusqu'à la septième ou neuvième semaine d'aménorrhée, avant de chuter. C'est durant cette étape fondamentale, l'organogenèse, que tous les organes se mettent en place, au moins partiellement (certains organes, comme le cerveau, sont alors loin d'avoir fini leur développement). Un certain nombre d'anomalies peuvent survenir durant l'organogénèse. C'est en outre une source fréquente de fausse couche ou d'« œuf clair ». Cela survient dans 15 à 20 % des grossesses – voilà un bien fragile équilibre.

CHAPITRE 6

La vie anténatale

Le fœtus est devenu un patient à part entière. Les progrès de l'imagerie fœtale lui donnent vie sous nos yeux et la génétique révèle désormais un certain nombre d'informations qui jusque-là demeuraient secrètes. La prise en charge des grands prématurés en néonatalogie a fait évoluer le regard des obstétriciens.

Lorsque nous avons introduit pour la première fois, avec mes collaborateurs, une microcaméra dans une cavité amniotique, afin de rechercher une éventuelle malformation faciale d'un fœtus de 16 semaines – qui finalement allait très bien –, j'ai eu l'impression saisissante de réaliser un voyage extraterrestre. Je n'oublierai jamais le face-à-face avec ce petit visage sorti des limbes, aux paupières fermées, à la peau translucide, une ébauche d'humain. Comment ne pas songer à son futur, à ses joies et ses peines, aux succès ou aux difficultés qu'il rencontrera pendant sa vie ?

Mais revenons à la biologie. Les battements de cœur d'un embryon sont visibles à l'échographie entre la quatrième et la cinquième semaine de grossesse (si l'on compte à partir de l'ovulation, soit entre la sixième et la septième semaine d'aménorrhée, si l'on compte à partir de la fin des dernières menstruations). Une semaine plus tard, un début de cortex cérébral apparaît, avec ses deux hémisphères, et se dessinent progressivement des ébauches de narines, de gencives et d'yeux. Suivent très vite les paupières, les pavillons des oreilles et la mise en place, à l'intérieur de l'embryon, de tous ses organes. Au bout de la dixième semaine, celui-ci mesure 6 centimètres et pèse 15 grammes, mais très vite, sa croissance devient fulgurante. On peut bientôt le voir, à l'échographie, en train de sucer son pouce ou de réagir aux stimuli extérieurs. Cette progression est fascinante car tous les organes se développent en même temps, selon la partition qui leur est propre, dans un grand orchestre de créativité biologique.

La douzième semaine de grossesse est une étape importante de la vie embryonnaire et constitue incontestablement le point d'orgue de la médecine fœtale. L'épaisseur de la « clarté nucale » à l'échographie, ainsi que les marqueurs sériques (substances sécrétées par le placenta) mesurés dans le sang de la femme enceinte, permettent de calculer le risque d'anomalies chromosomiques ou d'autres malformations.

Récemment, la possibilité de recueillir de l'ADN du fœtus dans le sang maternel a été une véritable révolution. Nous ignorions jusqu'alors que de l'ADN fœtal circulait chez la mère. Même s'il s'agit d'une quantité très faible, celle-ci est suffisante pour livrer des informations capitales sur la constitution génétique du fœtus.

Il y a quelques années encore, toutes les femmes enceintes âgées de plus de trente-huit ans se voyaient proposer une amniocentèse, pour établir le caryotype fœtal (c'est-à-dire analyser les chromosomes). Cet examen était remboursé par la Sécurité sociale. Mais bien que l'intention de rendre cet examen accessible fût louable, le geste restait très intrusif (prélèvement de liquide amniotique ou biopsie du placenta). Il pouvait coûter la vie au fœtus, même sain. Cela montre bien l'importance des analyses et calculs à partir d'un prélèvement sanguin maternel, qui permettent de limiter le recours à ce geste aux seules femmes enceintes pour lesquelles le risque d'anomalie est élevé.

Afin de contrer l'accusation d'eugénisme et de sélection fœtale portée contre le dépistage anténatal, il est important de s'assurer que, si la démarche est systématiquement proposée, la femme enceinte ou le couple puisse choisir de refuser le dépistage ou, en cas de constatation d'une anomalie, de poursuivre la grossesse et d'élever l'enfant avec son handicap. Il arrive parfois que des situations posent problème. Le médecin ne peut et ne doit alors pas imposer ses convictions. Son rôle est de fournir les informations disponibles.

Par exemple, un couple informé de la trisomie de leur enfant qui présentait en outre, comme cela est fréquent, une grave malformation cardiaque, a souhaité poursuivre la grossesse et nous a demandé de prévoir une prise en charge dès la naissance, avec l'équipe de chirurgie cardiaque. Bien que la qualité de vie future de cet enfant nous eût semblé très compromise, nous l'avons accompagné jusqu'à la naissance et avons réfléchi aux interventions réalisables avec les équipes spécialisées.

D'autres parents, apprenant une malformation cardiaque incurable du fœtus, insistèrent pour envisager la possibilité d'une greffe, avant de finalement y renoncer. En effet, ils n'avaient pas songé aux greffes successives qui s'avéreraient nécessaires afin d'adapter le volume du cœur à la croissance de l'organisme. C'est cette information qui, en définitive, leur a fait changer d'avis.

Des questions éthiques émergent régulièrement dans la médecine fœtale : choisir entre la mère et l'enfant, prendre une décision face à des malformations, poursuivre la grossesse d'une femme atteinte d'une forme grave de diabète, au risque d'entraîner la cécité sinon la mort, etc. C'est pour cette raison que nous avons mis en place une consultation d'éthique à l'hôpital Antoine-Béclère de Clamart au milieu des années 1980. Si, au début de ma carrière, je connaissais assez bien la médecine somatique ou les troubles psychiques (qui témoignent de l'importance des psychologues cliniciens), je ne percevais pas les conséquences des conflits éthiques. Or, avec le développement de la médecine fœtale et de la médecine de la reproduction, cela s'est imposé. Un médecin du service, le docteur Paul Atlan, s'est donc spécialisé dans ce type de consultations. Nous avons, à cette fin, établi un contact avec des représentants de chacun des grands cultes car, souvent, les questions éthiques achoppaient sur des principes religieux. Ces entretiens soulagent beaucoup les personnes concernées. Il nous permettent d'avancer dans une direction claire et commune.

L'exigence d'un choix libre et éclairé s'est imposée avec l'évolution des techniques de dépistage. Si l'on étudie les demandes d'interruptions médicales de grossesses (contrairement à l'IVG qui a une date limite, l'IMG est permise à tout moment, même tardif, de la grossesse pour des raisons médicales ; elles concernent à peu près 5 000 personnes par an en France) et la réponse du comité pluridisciplinaire auprès de qui ces demandes sont formulées, on constate une divergence dans un cas sur cinq. Parfois, la demande est écartée car la commission juge que la malformation est minime, réparable et en tout cas insuffisante pour justifier l'arrêt de la vie. C'est habituellement le cas pour les becs-de-lièvre ou les défauts de membres. Dans d'autres cas, la demande est acceptée mais les parents ont changé d'avis entre-temps, préférant finalement poursuivre la grossesse et assumer le handicap.

Ce libre choix éclairé est capital pour éviter le risque d'eugénisme (qui serait, au contraire, une règle imposée et valable pour tous). À défaut de faire émerger une solution juste et idéale, ce choix procède d'une discussion sur le moindre mal. Dans un sens comme dans l'autre, le raisonnement a ses failles. Il s'agit donc de comprendre et de juger en fonction des connaissances disponibles et de se projeter dans l'avenir malgré les incertitudes du moment.

*

Le fœtus, cet *infans* qui ne parle pas encore mais progresse vers son humanité au fil des semaines de gestation, a pris une place importante dans notre société. La meilleure connaissance du développement de sa sensorialité y contribue. Apparaissent successivement les organes du toucher, de l'olfaction, du goût, de l'audition et enfin du système visuel.

La peau est pourvue, dès le stade fœtal, de récepteurs sensibles au toucher. L'échographie permet de voir que les mouvements maternels ou la pression abdominale exercée lors de massages entraînent une réaction physique du bébé *in utero*. Cette stimulation tactile provoque des mouvements qui ne doivent pas être entravés et doivent disposer d'un espace aquatique suffisant afin d'assurer une bonne croissance des membres.

Au cinquième mois, le fœtus détecte les saveurs et odeurs de certains aliments ingérés par la mère, comme le curry, qu'il mémorise malgré l'immaturité de son cortex. Les bruits intenses, marteau-piqueur ou concerts bruyants, entraînent une accélération du rythme cardiaque fœtal. La voix de la mère, qui l'a accompagné pendant neuf mois, est reconnue et bien distinguée des autres par le bébé, dès les premiers jours après la naissance.

Le fœtus perçoit *in utero* des variations lumineuses, bien qu'atténuées par la paroi abdominale. C'est pour cette raison que le système visuel des enfants prématurés doit être stimulé par des visages, des formes, des couleurs.

Certainement les simulations reçues au cours de son séjour *in utero* participent-elles au modelage du système nerveux du fœtus. Pour autant, écouter de la musique classique pendant la grossesse n'en fera pas un grand musicien. Vouloir développer ses capacités sensorielles est louable. Mais après avoir longtemps pensé que le fœtus était dénué de perception, il ne faudrait pas croire, à l'inverse, qu'il dispose déjà des capacités d'un adulte.

Même inachevé, le fœtus est un sujet médical à part entière. La médecine fœtale, qui a développé le dépistage des anomalies puis leur diagnostic, propose également d'agir sur le plan thérapeutique. La prévention en est le premier pilier. Certaines infections virales peuvent être préjudiciables au bon développement du fœtus, comme la rubéole, le cytomégalovirus, la toxoplasmose ou le virus Zika, dont les risques sont avant tout neurologiques. D'autres problèmes d'ordre neurologique peuvent également être évités, comme le spina bifida, qui est une malformation due à un défaut de fermeture du tube neural (système nerveux primitif de l'embryon), par une prise préventive d'acide folique (vitamine B9) au cours du premier trimestre de grossesse.

L'administration de médicaments, via la mère, est parfois indispensable. Elle est notamment envisagée pour certaines pathologies infectieuses, thyroïdiennes ou cardiaques du fœtus.

Des gestes chirurgicaux doivent parfois être réalisés,

par exemple pour drainer les poches liquidiennes, vésicales ou pulmonaires, pour coaguler au laser des vaisseaux sanguins placentaires en cas de syndrome transfuseur-transfusé chez des jumeaux partageant le même placenta, ou encore pour réaliser des transfusions sanguines *in utero* via le cordon ombilical, qu'il faut piquer sous contrôle échographique.

La chirurgie fœtale a-t-elle un avenir ? Les ablations tumorales ou la réparation de hernies diaphragmatiques peuvent le laisser penser. Cependant, les risques encourus par la mère et le fœtus ne sont pas nuls et doivent toujours être mûrement soupesés.

Se pose, du fait des évolutions techniques, de plus en plus de questions éthiques. Un nombre croissant d'anomalies peuvent désormais être dépistées. Nombreuses sont celles qui, parmi ces anomalies, sont d'une gravité incertaine et restent difficiles à pronostiquer. Le développement des connaissances en matière de dépistage et de diagnostic anténatal s'impose comme la seule démarche permettant d'assurer une surveillance optimale de la grossesse. Cela ne signifie pas rechercher l'enfant parfait. Soustraire un peu plus chaque humain à la fatalité de certaines pathologies est à la fois un progrès et un chemin semé d'embûches. Ces avancées ne doivent pas conduire à penser que la perfection est possible, ou à mépriser l'être fragile et différent. Elles doivent au contraire nous rendre plus solidaires et compréhensifs.

CHAPITRE 7

L'enfant imparfait

Les anomalies congénitales majeures peuvent être traumatisantes. Parfois, l'enfant ne peut tout simplement pas vivre. L'absence de cerveau, de cœur ou certains troubles faciaux comme la cyclopie, par exemple, sont des malformations létales.

Il existe d'autres malformations handicapantes, aux origines plus ou moins claires, qui ne sont pas létales : la phocomélie (atrophie des membres) ou le bec-de-lièvre complexe sont parmi les plus courantes. S'y ajoute la cohorte d'anomalies du développement d'origine génétique, affectant l'aspect physique particulier des nourrissons et s'accompagnant parfois d'un retard intellectuel. Dans un certain nombre de cas, ces anomalies peuvent être identifiées à la naissance, mais pas systématiquement, car certaines apparaissent plus tardivement.

Les surprises à la naissance, quoique plus rares, perdurent. J'ai personnellement été confronté à ce genre de situations avant que l'échographie ne devienne performante, à l'issue de grossesses au déroulement pourtant normal. Généralement, le premier mouvement des parents est le rejet, sous toutes ses formes, de l'enfant lorsqu'il est différent. Puis vient le temps de la recherche d'explications : pourquoi est-il ainsi ? Qui est responsable ?

La compréhension du développement embryologique et génétique nous permet d'éclairer en partie ces situations. Mais il n'y a parfois pas de cause évidente, familiale ou externe.

L'exposition des parents à des agents pathogènes, comme des substances toxiques, peut parfois entraîner ce genre de conséquences : la dioxine de l'accident de l'usine de Seveso en Italie, les bombes au napalm utilisées pendant la guerre du Vietnam, les radiations ionisantes liées à la catastrophe de Tchernobyl, la prise de la thalidomide (médicament anti-nauséeux prescrit jusque dans les années 1970, qui engendre une atrophie des membres chez les nouveau-nés), ou encore, plus récemment, le virus Zika, à l'origine de cas de microcéphalies.

Plus fréquentes et encore trop méconnues sont les conséquences de l'alcoolisme maternel. Il peut être à l'origine d'un dysfonctionnement du système nerveux central et d'anomalies faciales caractéristiques : visage aplati, nez court, lèvre supérieure mince, yeux en amande. C'est pour cette raison qu'il est vivement recommandé aux femmes enceintes de ne pas boire d'alcool.

En dehors des cas de syndromes d'alcoolisation

fœtale, la responsabilité maternelle est aujourd'hui rarement engagée. Les catastrophes de la naissance ne sont plus assumées par les femmes, comme cela a longtemps été le cas. L'influence du diable, la punition ou l'épreuve divine, la culpabilité personnelle ou l'expiation d'une faute ne sont plus à l'ordre du jour. Le siècle des Lumières lui-même a porté son lot de fantasmes. Le grand scientifique, philosophe et théologien Nicolas Malebranche considérait par exemple que c'est l'imagination de la femme qui produit ce type d'effets sur le corps du fœtus. Les débats furent animés au sein de l'Académie royale des sciences, où la « querelle des monstres » dura vingt ans, de 1723 à 1743.

Quel doit être le rôle du médecin dans de telles circonstances ? Être présent, écouter l'agressivité, les pleurs, les découragements. Surtout, il doit savoir rester à sa place, faire preuve d'empathie sans s'exposer à la contagion émotionnelle.

Je me souviens d'une mère m'implorant, dans une crise de désespoir à la suite d'un accouchement révélant une anomalie faciale chez le nouveau-né, de le faire disparaître immédiatement. La difformité s'avéra par la suite en partie réparable et la mère m'adressa pendant de longues années, à chaque anniversaire de son garçon, des lettres remplies d'émotion.

La monstruosité fait peur et intrigue en même temps, comme en atteste le succès, au XIXe siècle, des collections médicales de fœtus anormaux dans des bocaux de formol, rangés sur les rayons de certains musées ou présentés dans des spectacles forains, véritables zoos humains où l'on montrait ces déviances de la nature pour effrayer le spectateur content d'y avoir échappé.

Plusieurs films racontent les situations douloureuses que traversent les porteurs d'anomalies graves. *Vénus noire* d'Abdellatif Kechiche retrace l'histoire de Saraatjie Baartman, jeune femme sud-africaine réduite en esclavage et exhibée en Europe à cause de l'hypertrophie de ses fesses et de son sexe. Pour mieux comprendre ce que vivent les intéressés, l'histoire de Joseph Merrick, portée au cinéma par David Lynch en 1980 dans son célèbre *Elephant Man*, est remarquable. Les vies de Stephan Bibrowski, l'« homme-lion », ou Fedor Jeftichjew, l'« homme-chien », ne sont guère plus enviables. Souffrant tous deux d'hypertrichose, c'est-à-dire d'un développement pileux excessif notamment sur le visage, ils furent exposés comme des phénomènes de foire. Tod Browning, dans son film de 1932 *Freaks*, ou *La Monstrueuse Parade*, réunit devant la caméra un grand nombre d'êtres difformes, exhibés dans un cirque – pratique commune à l'époque et fort heureusement disparue. Il montre que les « monstres » ne sont pas forcément ceux que l'on croit et que les difformités physiques n'ont rien à voir avec d'éventuels comportements monstrueux.

Depuis la nuit des temps, la fascination pour les êtres anormaux a nourri les fantasmes sur des fusions entre hommes et animaux, du centaure au loup-garou, jusqu'à Julia Pastrana, la « femme-singe », surnommée

« femme la plus laide du monde ». La chimère, mi-homme mi-bête, fruit d'un accouplement contre nature, a toujours été condamnée. « Si un homme couche avec une bête, il sera puni de mort ; et vous tuerez la bête. Si une femme s'approche d'une bête pour se prostituer à elle […], [les deux] seront mises à mort […] », nous dit Moïse dans le Lévitique (20, 15-16).

Si le Sphinx, le Minotaure, les sirènes, les harpies ont habité différentes légendes, rares sont les récits de la naissance de ces hybrides. On en trouve un dans *L'Île du docteur Moreau*, célèbre roman d'H. G. Wells. Paru en 1896 et régulièrement adapté au cinéma, il retrace la création expérimentale d'hommes-bêtes par des scientifiques sur une île tropicale.

L'hybridation hommes-animaux est aujourd'hui devenue un véritable terrain de recherche pour des scientifiques de nombreux pays, comme le Japon. L'objectif est de parvenir à greffer à des humains des organes d'animaux, en particulier de porcs. Pour des raisons éthiques, la France a interdit ces pratiques. Cette méthode, la xénotransplantation, implique de modifier le génome d'un animal afin de bloquer le développement d'un de ses organes (reins, pancréas, foie, etc.) puis d'introduire des cellules souches humaines embryonnaires, capables de se transformer et de remplacer l'organe manquant. La xénotransplantation permettrait, une fois ces animaux abattus, de récupérer les organes ainsi créés à partir de cellules souches humaines pour les greffer à des hommes et femmes malades.

Certains chercheurs ont essayé, sans succès, de cultiver ces cellules souches humaines dans des embryons de mouton ou de porc. En effet, les cellules humaines sont attaquées très tôt et éliminées des embryons hôtes. Les tentatives d'embryons hybrides entre espèces animales différentes conduisent pour l'instant au même résultat.

Une sorte de fusion humain-humain peut exister chez les jumeaux – mais pas n'importe lesquels. Les faux jumeaux proviennent de deux ovules fécondés, chacun par un spermatozoïde différent. Cohabitent donc dans l'utérus deux fœtus aux gènes différents. Les vrais jumeaux, au contraire, procèdent de la fécondation d'un ovule unique par un spermatozoïde. La cellule-œuf ainsi formée se divise ultérieurement en deux embryons ayant le même patrimoine génétique.

Si l'embryon se divise entre le troisième et le sixième jour après la fécondation (70 % des cas), il y aura un seul placenta et deux poches des eaux. Une connexion anormale entre les systèmes vasculaires des deux fœtus qui partagent la même source placentaire risque d'entraîner un syndrome transfuseur-transfusé. Ce syndrome peut aujourd'hui être dépisté à l'échographie. Il se caractérise par la croissance plus importante d'un des deux fœtus aux dépens de l'autre. Si l'écart s'accentue trop, d'importants dilemmes se posent alors : faut-il provoquer l'accouchement avant son terme pour essayer de sauver le plus petit, au risque d'une très grande prématurité pour les deux, ou, à l'inverse, laisser évoluer la grossesse qui pourra s'avérer fatale pour le petit ?

Si la division se fait entre le septième et le treizième jour, les jumeaux partagent alors non seulement le même placenta mais également la même poche des eaux. Cela représente une faible part (environ 1 %) des jumeaux monozygotes – c'est-à-dire ayant la même origine génétique. Le fait de partager la poche des eaux est dangereux car un enchevêtrement des cordons ombilicaux peut s'avérer fatal.

Si la division intervient plus tard, après le treizième jour suivant la fécondation, elle n'est que partielle. Les deux fœtus demeurent en partie fusionnés et peuvent rester attachés par différentes parties du corps : la hanche, l'épaule, le sternum, le sacrum, la tête. Cette situation, très rare, est assez marquante. On nomme « siamois » ces jumeaux fusionnés en référence à deux frères célèbres originaires du Siam et reliés par le sternum. Chang et Eng Bunker (1811-1874) ont été élevés en cachette par leurs parents car ils portaient malheur, selon le roi de Siam, qui les a condamnés à la mort. Exfiltrés puis exhibés en Amérique et en Europe au XIXe siècle, ils ont épousé deux sœurs et ont eu, à eux quatre, vingt-deux enfants. Ils sont morts à l'âge de soixante-trois ans. Chacun se pose bien sûr la question de leur intimité, de la conception de leurs enfants et de leur vie familiale en général. Cette particularité, rare chez les humains, s'observe dans l'ensemble du règne animal et chez les végétaux.

Depuis 1976, un diagnostic de gémellité siamoise est possible grâce à l'échographie. Il est ainsi possible d'évaluer avant la naissance la faisabilité de la séparation chirurgicale. L'accouchement est réalisé par césarienne. Lorsque cela est possible, les siamois peuvent être pris en charge et séparés immédiatement. Dans certaines circonstances, cette intervention, rare et complexe, ne peut être pratiquée. Les parents peuvent alors demander une interruption de grossesse ou bien accepter cette situation.

Abby et Brittany Hensel sont nées en 1990 en Grande-Bretagne. Elles partagent le même corps mais ont chacune un estomac, un cœur, un appareil respiratoire. Elles forment un corps à deux têtes, comme une des figurines de céramique découvertes en Turquie en 1963 à Çatal Höyük. Nous sommes émus en voyant le visage aux trais doux de ces deux jeunes filles, qui étudient, font du sport, sont en âge de se marier – et, aux dernières nouvelles, le souhaitent. Cela montre que nous devons encore évoluer, pour ne pas rejeter même ceux qui sont les plus différents de nous.

Un exemple de malformation non létale, plus fréquent et que j'ai bien connu, est le bec-de-lièvre. Dans le cas des becs-de-lièvre doubles, cela dépasse souvent la seule ouverture de la lèvre supérieure et entame le palais. À la naissance, l'enfant a un visage très marqué, que l'on a parfois appelé « gueule de loup ». Le rôle du médecin est alors très important : parler aux parents de la prise en charge possible, leur expliquer que cela pourra impliquer des interventions réitérées, les préparer à l'accueil de cet enfant qui sera défiguré pendant quelques jours avant les premiers gestes chirurgicaux.

Il a besoin d'amour et doit téter, malgré sa malformation, s'il veut survivre.

Accueillir l'enfant différent et ne pas aller au-delà du raisonnable : telles sont les leçons de l'étude des anomalies non viables ou du vécu des handicaps plus ou moins sévères à la naissance. Tout passe par un dialogue, que nous aurons l'occasion d'évoquer plus tard. Cela implique de se garder de toute attitude dogmatique, de choisir avec les parents les limites de ce qui est acceptable, pour eux et leur enfant.

CHAPITRE 8

Interrompre une grossesse

En 1967, à Paris, dans la salle commune de l'hôpital Tenon où j'étais externe, je discutais avec une jeune fille d'une grande beauté, d'une blancheur intense et profonde, hospitalisée pour une septicémie. À mesure que le dialogue s'établissait entre nous, une attirance de jeunesse se nouait, malgré ma fatigue et sa douleur. Le troisième matin, lorsque je pris mon service, je trouvai le lit vide. Son décès était survenu pendant la nuit.

La septicémie de cette jeune femme était la conséquence de manœuvres abortives artisanales, réalisées dans des conditions déplorables. Il importait d'œuvrer à une médicalisation de l'acte d'interruption de grossesse, pour sauver des vies et limiter les complications récurrentes. C'est également toute une génération qui refuse, à cette époque, le diktat de la grossesse non désirée, alors que la pilule vient tout juste d'être autorisée, en 1967, par la loi Neuwirth et que la sexualité se veut plus libre.

Être interne en gynécologie-obstétrique dans les années 1970, c'était être certain de recevoir pendant ses gardes une ou plusieurs jeunes femmes souffrant d'une péritonite causée par une inflammation des trompes. Ces inflammations, ou salpingites, résultaient pour la plupart d'actes abortifs clandestins.

J'ai participé, avec d'autres étudiants en médecine, au « Groupe information santé », ou GIS. La charte de cette association soulignait l'importance du lien entre médecine et société et insistait sur le fait que la médecine était une thérapeutique nécessitant la participation du patient : informer, prévenir plutôt que guérir et considérer le patient comme un acteur principal de sa propre guérison. Nous avions signé un papier d'information sur la contraception et sur la nécessité d'une éducation sexuelle à l'école, distribué aux portes des lycées en 1971. À cause de cette action, l'un des nôtres, le docteur Jean Carpentier, fut sanctionné par l'Ordre des médecins et suspendu d'exercice.

Un an plus tard, cinq femmes étaient jugées au fameux procès de Bobigny : une jeune fille mineure, Marie-Claire, ayant avorté à la suite d'un viol, ainsi que quatre autres femmes, majeures, accusées de complicité d'avortement. Défendue par la célèbre avocate Gisèle Halimi, Marie-Claire est relaxée. Ce procès a une résonance importante dans la société. La loi de 1920, qui condamne l'avortement, n'est désormais plus applicable.

En avril 1971, le Manifeste dit des 343 « salopes » affirmant s'être fait avorter sensibilise l'opinion. Rédigé par Simone de Beauvoir et publié dans *Le Nouvel*

Observateur, il est signé par des personnalités de premier plan, comme Marguerite Duras, Jeanne Moreau ou Catherine Deneuve. Les médecins du GIS, leur emboîtant le pas, créent le « Mouvement pour la liberté de l'avortement et de la contraception » (MLAC), également ouvert à des non-médecins.

En février 1973, toujours dans *Le Nouvel Observateur*, je signai le manifeste des 331 médecins reconnaissant avoir pratiqué des avortements illégaux. Le ciel allait nous tomber sur la tête, disait-on, et on ne pourrait progresser dans notre carrière médicale. Cinquante ans plus tard, en octobre et novembre 2020, deux autres pétitions recueillaient plusieurs centaines de signatures en faveur d'une extension de la pratique de l'IVG jusqu'à 16 semaines d'aménorrhée, soit 14 semaines de grossesse. Cette fois-ci, je n'ai pas joint ma signature à ces textes. Voici pourquoi.

Avant que la loi Veil ne dépénalise et n'encadre l'avortement en janvier 1975, le MLAC faisait pression en faveur de l'évolution de la législation et organisait des voyages en Hollande ou en Angleterre, auxquels j'ai participé, pour accompagner les femmes ayant choisi de se faire avorter. J'ai pu constater par moi-même le caractère mercantile de certaines de ces cliniques et l'absence de suivi médical après l'acte d'avortement, tant sur le plan physique que psychologique. Cela était contraire à notre façon de concevoir la médecine. Nous sommes donc passés à l'étape suivante en France, à savoir la pratique – hors la loi – des avortements à domicile, selon la méthode de Harvey Karman.

Venu pour vingt-quatre heures à Paris, ce célèbre psychologue américain nous montra, chez l'actrice Delphine Seyrig, une technique mise au point en Chine et qui consistait à aspirer le contenu utérin à l'aide d'une seringue en plastique, sans hospitalisation et avec une anesthésie dite « verbale » : écouter, accompagner et détendre. C'était le rôle de nos « accompagnantes » dans les binômes que nous formions sur le terrain. Afin d'assurer la diffusion de cette méthode, nous avions participé à la réalisation d'un film militant, *Histoires d'A,* de Charles Belmont et Marielle Issartel. Interdit à sa sortie en 1973, ce documentaire connut une diffusion exceptionnelle sous le manteau et fut finalement autorisé en novembre 1974, deux mois avant le vote de la loi Veil.

En 1975, nous ouvrons à l'hôpital Antoine-Béclère de Clamart, avec l'autorisation de mon patron, Émile Papiernik, la première unité d'IVG intégrée à un service hospitalier. Il considérait que cela faisait partie de l'activité normale de la gynécologie, ce qui n'était pas le cas de tous les chefs de service.

La même année, nous réalisons une étude scientifique, avec Pierre Jouannet et Joëlle Brunerie (signé anonymement au nom du GIS, par crainte de représailles), sur notre expérience de la méthode d'aspiration selon Karman, aujourd'hui totalement généralisée.

La supériorité de l'aspiration sur le curetage était

flagrante, mais cette dernière technique, agressive, était parée de vertus rédemptrices selon les plus conservateurs, car elle était douloureuse et traumatisante. L'aspiration, au contraire, peu chère et simple, pouvait être pratiquée plus largement, sans anesthésie ni hospitalisation, et constituait pour certains une facilité dont on aurait pu abuser.

Derrière ce débat technique se profilait en fait le débat de fond : pour ou contre la liberté de l'avortement. Cette bataille idéologique est loin d'être terminée. Si l'Irlande (décembre 2018) et plus récemment l'Argentine (décembre 2020) se sont libéralisées dans ce domaine, des menaces d'interdiction parfois totale de l'IVG planent ailleurs. Aux États-Unis, plusieurs États ont sensiblement limité les délais de recours à l'avortement. Les femmes de l'Ohio, du Kentucky, de Géorgie, de Louisiane et du Mississippi ne disposent que de 6 semaines pour le demander. En Alabama, où la législation est déjà la plus stricte du pays, une loi votée en 2019 – et heureusement censurée par les juges – prévoyait l'interdiction pure et simple de l'avortement, même en cas de viol, et des peines de prison pouvant aller jusqu'à la perpétuité pour les médecins qui en auraient pratiqué. La Pologne est secouée par un débat semblable. De nombreuses manifestations ont éclaté en 2020 dans le pays lorsqu'une décision du Tribunal constitutionnel polonais est venue durcir davantage les conditions d'accès à l'IVG (limitée aux seuls cas de viol, d'inceste et de risque vital pour la mère), déjà très restreintes depuis plusieurs années par le gouvernement conservateur. En janvier 2021, les parlementaires du Honduras ont inscrit l'interdiction de l'IVG dans la Constitution, afin d'empêcher toute évolution de la loi. L'avortement y était déjà interdit et puni de prison, même après un viol et même si la vie de la mère en dépend.

La grossesse peut être le désir le plus cher comme elle peut être une calamité (viol, accident, période inadéquate de la vie). Le choix de poursuivre ou non une grossesse, s'il est reconnu comme un droit, ne perd pas son ambivalence.

Lorsqu'une femme souhaite vraiment avorter, elle le fera dans n'importe quelles conditions, au risque de sa vie ou de sa fertilité future. Il ne faut pas oublier qu'aujourd'hui encore, dans le monde, 5 à 10 % des morts maternelles sont en lien avec un avortement artisanal.

Le médecin se doit d'apporter son concours, par son écoute, par des conseils adaptés à chaque cas. Mais il peut bénéficier d'une clause de conscience spécifique, dont je soutiens l'existence. Il est arrivé que certains médecins, ne souhaitant pas pratiquer cet acte, l'aient mal réalisé, parfois par malveillance. La clause de conscience ne doit cependant pas être préjudiciable à la femme, en particulier s'il s'agit d'un prétexte pour la faire attendre jusqu'à dépasser les délais légaux.

En 1975, la loi Veil permet donc à toute femme de décider, sans indication médicale mais du fait d'une « situation de détresse », d'interrompre sa grossesse jusqu'à 12 semaines d'aménorrhée. Au-delà de ce délai, une raison de santé, qui peut également être psychosociale, est nécessaire et est établie sur avis d'un groupe d'experts.

Principales évolutions du droit depuis la loi Veil (1975)

1982 : remboursement de l'IVG par la Sécurité sociale.

2001 : la loi Aubry porte à 14 semaines d'aménorrhée le délai légal de l'IVG afin d'endiguer les départs à l'étranger de femmes ayant dépassé ce délai.

2012 : la prise en charge de l'IVG par l'assurance maladie est portée à 100 %.

2014 : les termes « femme en situation de détresse » sont supprimés.

2015 : suppression du délai obligatoire de réflexion de 7 jours et extension aux sages-femmes de la pratique de l'IVG.

2020 : une proposition de loi a été déposée pour allonger de deux semaines le délai légal, passant à 16 semaines d'aménorrhée.

Seules 5 % des IVG sont aujourd'hui réalisées dans les deux dernières semaines du délai prévu par la législation actuelle, c'est-à-dire entre la douzième et la quatorzième semaine. En décembre 2020, le Comité national d'éthique estimait à 1 500-2 000 le nombre de femmes partant à l'étranger pour une interruption de grossesse. Le comité, dans son avis, plaide en faveur du maintien de la clause de conscience. Il considère également qu'il n'y a pas de différence éthique entre un avortement de 14 ou de 16 semaines. Mais alors, on pourrait se poser la question : pourquoi se limiter à 16 semaines ? Quelle différence éthique existerait-il entre 16 et 18 semaines par exemple ? Et 20 semaines ? D'ailleurs, les Pays-Bas autorisent l'IVG jusqu'au seuil de viabilité, soit 22 semaines d'aménorrhée, sans raison médicale. L'Espagne le permet même jusqu'à 24 semaines si la poursuite de la grossesse constitue un préjudice pour la santé mentale de la mère. Je ne suis pas favorable à cette extension à moins que la santé de la mère soit en jeu.

En France, on distingue les causes fœtales et maternelles. Une interruption médicale de grossesse pour cause fœtale peut être réalisée jusqu'à la veille de l'accouchement (après la naissance, il s'agit d'un infanticide). Par ailleurs, il est possible d'interrompre une grossesse au deuxième trimestre, après avis médical, pour cause maternelle, en raison d'une situation de détresse psychosociale.

Alors que faut-il faire ? Allonger indéfiniment à petits pas les délais ou tout faire pour les contenir, voire les raccourcir ? Avant de répondre à cette question, un constat s'impose : le nombre d'IVG est d'une impressionnante stabilité, autour de 220 000 par an, soit environ une grossesse sur cinq. Certes, il y aura toujours un certain nombre de grossesses non désirées, du fait des caprices de la fécondité, qui portent parfois la marque de l'inconscient, en dehors bien entendu des situations résultant des violences sexuelles. Mais alors, pourquoi certains pays réussissent-ils mieux que d'autres à baisser le nombre de demandes d'IVG ? N'est-ce pas là la question essentielle ? Quels sont les blocages à une prise en charge plus rapide ?

Le nombre de médecins militants s'étiole au fil des années. Depuis dix ans, 10 % des centres d'IVG ont fermé. L'allongement des délais, s'il est voté, n'arrangera rien à la situation puisqu'il impliquera de recourir, pour les cas entre 14 et 16 semaines, à une technique chirurgicale sous anesthésie. La participation des sages-femmes, envisagée dans le nouveau projet de loi, est une bonne chose mais elle ne peut concerner que les grossesses précoces, les seules pour lesquelles on peut avoir recours à la technique médicamenteuse (cela concerne cependant 43 % des femmes). En effet, la prise d'un antiprogestérone puis de prostaglandine pendant 36 à 48 heures est une méthode fiable jusqu'à 9 semaines d'aménorrhée. Un article de la loi du 14 décembre 2020 de financement de la Sécurité sociale pour 2021 autorise à titre expérimental, pour trois ans, les sages-femmes à pratiquer des IVG « instrumentales ».

En France, il s'écoule en moyenne trois semaines entre le premier rendez-vous et l'intervention. C'est ce délai qui devrait être raccourci à une semaine. Cela constituerait un temps de réflexion suffisant, toujours très utile à mon avis. Le délai pour obtenir un rendez-vous varie selon les départements et les périodes de l'année. Respecter les délais légaux pendant les vacances, par exemple, n'est pas simple. Il est donc urgent d'agir en faveur d'une prise en charge précoce – et non l'inverse.

Mais c'est sans doute encore plus en amont qu'il faut faire preuve de volontarisme. Il faudrait notamment développer l'éducation à la sexualité et au respect de l'autre à l'école. L'obligation de trois cours par an, votée en 2001, n'est pas correctement appliquée dans beaucoup d'écoles, de collèges et de lycées. Le nombre et les compétences des infirmières scolaires devraient être révisés, pour permettre un contact plus rapide et protégé par le secret médical. Il y a de moins en moins d'infirmières scolaires. Un accès gratuit aux médecins – s'étant portés volontaires par l'intermédiaire d'une application sur smartphone –, couplé à une information adaptée pour les plus jeunes, serait également souhaitable. La refonte du « Pass Contraception », que nous avions créé pour la région Île-de-France en 2011 avec Jean-Paul Huchon, dont j'ai été le conseiller, devenu un « iPass Contraception » en 2016 avec Valérie Pécresse, va dans le bon sens.

D'autres actions sont nécessaires, comme le développement de l'information concernant les nouvelles formes de contraception. Le stérilet par exemple, longtemps interdit chez les jeunes, redevient d'actualité. Les approches hormonales se diversifient et doivent encore se développer, grâce aux efforts de la recherche (sur la contraception masculine en particulier).

La décision d'avorter est rarement simple. Les enquêtes montrent que 15 % des femmes déclarent avoir mal vécu leur IVG. Il s'agit parfois de la seule solution envisageable. Une prise en charge rapide permettrait de limiter les conséquences psychologiques.

Des campagnes répétées pour une prévention des grossesses non désirées sont donc absolument nécessaires. Elles doivent être associées à une volonté de tout faire pour raccourcir les délais d'IVG, plutôt que de se résoudre à l'allongement du délai légal, qui donne bonne conscience à ses promoteurs, comme cela avait déjà été le cas en 2001, mais sans résoudre le problème de fond. Celui-ci, en effet, réapparaît quelques années plus tard et reviendra, encore, pour repousser les délais légaux. Jusqu'à quand ?

Les grossesses involontaires, comme le dit la psychanalyste Myriam Sjezer, demandent à être appréhendées au cas par cas et dans l'histoire de chacune, même si la décision reste et doit rester un droit des femmes.

CHAPITRE 9

L'aide médicale à la reproduction

Avec la possibilité de la fécondation *in vitro* (FIV), c'est-à-dire la rencontre des gamètes en laboratoire, la fécondation naturelle, fruit d'une relation sexuelle, n'est plus l'unique voie de procréation humaine. C'est le premier grand schisme entre sexualité et fécondité. La FIV constitue donc, à cet égard, une transgression. Viendra ensuite une autre dissociation importante, entre procréation et grossesse, avec la possibilité de porter un enfant sans en être génétiquement le parent, comme dans le cas d'un don d'ovocytes ou d'un don d'embryon.

D'autres formes d'artificialisation de la naissance semblent aujourd'hui concevables, bien que lointaines, comme la création de gamètes artificiels ou le clonage, qui éliminerait toute mise en jeu de deux êtres différents et conduirait à une véritable autoreproduction.

Arrêtons-nous quelques instants sur l'histoire de la FIV. Traversée par des évolutions culturelles profondes, la période post-68 a été marquée par une grande libération sexuelle. Le refus d'utiliser le préservatif, condamné par les autorités religieuses, et le déni d'une génération ont largement participé à la diffusion des maladies sexuellement transmissibles (MST).

Comme je l'ai dit lorsque j'étais jeune médecin, il ne se passait pas une garde de nuit sans que l'on n'opérât d'urgence une jeune femme souffrant d'une péritonite liée à une infection tubaire. Cela était le fruit d'IVG clandestines ou de MST. Quelques années plus tard, les mêmes jeunes femmes, souhaitant avoir un enfant, constataient alors les séquelles de cette infection, qui a souvent pour effet d'obturer les trompes.

Cette période était celle de la microchirurgie. Nous opérions quatre à cinq heures durant pour déboucher les trompes et enlever les adhérences intra-abdominales. Mais les résultats n'étaient pas à la hauteur des espérances, du fait des récidives presque systématiques. Les trompes se refermaient, entraînant de nouvelles infections ou des grossesses extra-utérines (un œuf bloqué dans une zone infectée entraîne un risque d'éclatement de la trompe).

En 1976, je découvris un article publié dans la revue médicale *The Lancet*. Son auteur, que je ne connaissais pas encore, était le biologiste Robert Edwards. Il y expliquait comment, avec le gynécologue Patrick Steptoe, ils étaient parvenus à réimplanter dans l'utérus d'une femme un embryon obtenu par fécondation *in vitro*. Leur tentative s'était soldée par une grossesse extra-utérine, mais une étape venait d'être franchie chez l'humain. Il devenait possible d'observer le développement de l'embryon pendant quelques jours, avant de le remettre dans l'utérus.

La première rencontre réussie dans une éprouvette entre des gamètes mâles et femelles avait eu lieu en 1961. L'expérience était alors menée sur des lapins, par l'équipe française de Charles Thibault à Jouy-en-Josas et par l'équipe anglaise du même Robert Edwards, à Cambridge. Des essais chez l'humain avaient déjà été conduits dans les années 1940 aux États-Unis par l'endocrinologue Gregory Pincus, inventeur de la pilule contraceptive, et deux de ses collaborateurs, John Rock et Miriam Menkin. Ils n'étaient parvenus à aucun résultat satisfaisant, malgré leur détermination et leurs nombreuses tentatives. Le brouillard scientifique était encore épais et la physiologie de la reproduction humaine balbutiante. Ils mirent fin à leur programme en 1945.

En 1978, Edwards et Steptoe annoncent la naissance par césarienne de Louise Brown, premier bébé né d'une fécondation *in vitro* (FIV). La Grande-Bretagne sera rapidement suivie par l'Australie, puis par une équipe américaine en décembre 1981 et enfin, trois mois plus tard, par la naissance d'Amandine en France. La nouvelle de cette première naissance a été reçue avec scepticisme par certains, épouvante par d'autres. Il n'en demeure pas moins qu'elle a révolutionné le traitement de la stérilité.

Lors d'une FIV, c'est la femme qui assume le traitement et le geste chirurgical. L'homme n'est convoqué que le jour de la fécondation pour donner son sperme. Le traitement féminin implique le recours à des hormones pour stimuler les follicules ovariens. Il s'agit d'un procédé contraignant, les hormones étant administrées par injections sous-cutanées ou intramusculaires pendant dix à douze jours. Leurs effets sont régulièrement mesurés par des prises de sang et des échographies. Afin d'éviter toute ovulation prématurée, d'autres hormones bloquantes sont administrées, presque en même temps, afin d'effectuer la ponction ovarienne juste avant que les follicules n'aient ovulé. Le contenu folliculaire est récupéré à l'aide d'une aiguille fine munie d'un système d'aspiration, introduite par voie vaginale et guidée par échographie. L'intervention peut se faire sous anesthésie locale ou générale et ne dure que dix à quinze minutes.

Les ovocytes, une fois recueillis, sont repérés dans le liquide folliculaire en laboratoire, qui jouxte souvent la salle d'opération, puis mis en présence du sperme par les biologistes. Ils sont réunis dans une éprouvette contenant un milieu nutritif proche des conditions physiologiques. L'embryon est rapidement visible et se développe assez vite. Il croît en laboratoire jusqu'au cinquième ou sixième jour, date limite à laquelle il doit être transféré dans l'utérus. Afin d'éviter les grossesses multiples, on n'implante aujourd'hui rarement plus d'un ou deux embryons. Les embryons surnuméraires, s'il y en a, sont alors cryopréservés à une température de – 180 °C, afin de leur donner une chance ultérieure. Ils peuvent le rester pendant plusieurs années sans conséquence délétère, jusqu'à ce que la décision de leur réchauffement soit prise par le couple. En 2017, une petite fille est née aux États-Unis grâce à un embryon congelé en 1992.

Le transfert d'embryon se fait assez simplement, sous contrôle échographique, sans aucune anesthésie, en introduisant un tube en plastique de quelques millimètres de diamètre dans l'utérus. Le couple peut suivre cette étape sur un écran d'échographie. J'ai toujours trouvé ce moment particulièrement important, puisqu'il constitue l'aboutissement de tout un processus médical et humain auquel beaucoup ont œuvré. Les dés sont jetés. Nous ne pouvons pas maîtriser la suite, si ce n'est par une série de précautions, de conseils, de médicaments ou d'adjuvants. Les premiers résultats peuvent être obtenus une douzaine de jours plus tard, par un dosage d'hCG. Malheureusement, seulement 25 % des tentatives donnent lieu, en moyenne, à une grossesse évolutive. La présence du conjoint est essentielle, de même qu'une bonne ambiance générale, pour éviter un surcroît de stress.

Les premières FIV furent épiques. Après avoir rencontré Robert Edwards à Paris en 1978, avant la naissance de Louise Brown, je reçus le soutien d'Émile Papiernik pour constituer à Clamart une équipe opérationnelle et mettre en œuvre un programme de ce type. Le biologiste animalier Jacques Testart nous rejoignit pour le projet d'application à l'humain. En 1981, je traversai la Manche pour m'entretenir avec le professeur Carl Wood, qui travaillait sur ce sujet en Australie et qui était de passage à Londres pour une conférence. Il accepta avec enthousiasme de nous former et me fit une lettre grâce à laquelle je pus obtenir une bourse. Nous partîmes deux semaines à l'autre bout du monde avec Jacques Testart. Les vingt-quatre heures de voyage de retour nous laissèrent le temps de travailler sur le programme.

Quelques mois plus tard, une conférence internationale fut organisée par tous les pionniers de la FIV à Bourn Hall en Grande-Bretagne, pour échanger avec Bob Edwards. Nous étions une trentaine de scientifiques, de plusieurs pays. Aujourd'hui, la conférence annuelle réunit 10 000 à 15 000 participants.

*

En mai 1981, nous apprenons les débuts réussis d'une grossesse par FIV à Clamart, après la vingt-cinquième tentative de transfert d'embryon. L'émotion est grande, la tension aussi, car de nombreux journalistes sont présents, attendant un scoop. Selon les vœux des parents d'Amandine, l'accouchement devait se dérouler le plus naturellement possible – comme pour compenser l'intrusion initiale de la technique.

J'espérais secrètement qu'elle viendrait au monde un peu plus tôt que la date prévue, mais ce ne fut pas le cas. Amandine a profité de la totalité des 290 jours qui lui étaient attribués. Je dus alors monter une invraisemblable intrigue. J'avais confié à une sage-femme, Violaine Kerbrat, la mission de préparer la mère d'Amandine à l'accouchement. Pour ne pas éveiller de soupçons et pour justifier sa présence en plus de l'équipe médicale, il s'agissait officiellement de sa cousine. Étaient dans le secret : ma secrétaire (Marie-France Mahé), la surveillante (Francine Dauphin) et l'anesthésiste (Christian Champagne). Pour détourner l'attention, j'avais inscrit sur le tableau opératoire, visible de tous, « Madame X – Accouchement le 28 février ». Le terme exact était le 24. Une secrétaire du service mise au courant de l'affaire accepta que sa césarienne, prévue le 25 au matin, ait lieu le soir du 24, soi-disant en urgence. Il apparut donc normal que je sois mobilisé, de même que les autres conjurés : eux pour la « cousine », moi pour la secrétaire. Le tour de passe-passe réussit et la césarienne eut lieu en même temps que l'accouchement d'Amandine, ce qui me permit de passer d'une salle à l'autre.

Amandine est née naturellement et le secret de la petite fête fut préservé jusqu'au petit matin. Lorsque l'information fut enfin diffusée, il s'ensuivit une conférence de presse gigantesque – à l'image de cette transgression.

Aussitôt après la naissance d'Amandine, le président de la République François Mitterrand créa le Comité consultatif national d'éthique pour les sciences de la vie et de la santé, afin d'accompagner les évolutions relatives à la reproduction humaine d'un questionnement philosophique et juridique. Les problèmes éthiques m'ont toujours passionné. Ils interrogent le sens de nos actes, les éclairent, les mettent en perspective. J'ai eu la chance de faire partie de cette assemblée pendant quatre ans. Les réunions y étaient d'une grande richesse. Les discussions permirent alors notamment de définir le statut de l'embryon comme personne potentielle.

Dans les mois et années qui suivirent la naissance d'Amandine, je fus invité à Agadir par le roi du Maroc pour une réunion des oulémas, à Jérusalem avec les grands rabbins séfarades et ashkénazes, ainsi qu'au Vatican. Bien que nos avis aient été divergents, le professeur Lejeune m'invita à participer aux travaux de l'Académie pontificale. Elle était présidée par un Brésilien, le professeur Carlos Chagas (découvreur de la maladie qui porte son nom). Les académiciens du Vatican ne sont pas monolithiques et d'ailleurs pas tous de confession catholique. Les débats durèrent trois jours, en présence des représentants de la Congrégation pour la doctrine de la foi, présidée par le cardinal Ratzinger, bien avant qu'il ne devienne pape.

Les jardins de la cité du Vatican sont envoûtants. La qualité des participants était hors normes, mais nos divergences étaient évidentes. Les évêques n'acceptaient pas de dissocier la sexualité de la procréation, condamnant du même coup aussi bien la contraception que la fécondation *in vitro*. Ils étaient malgré tout gênés au moment de répondre à certaines questions des académiciens : que faire si un conjoint marié se retrouve sexuellement impotent après un accident de voiture et que la seule possibilité pour le couple d'être parents est de recourir à une insémination ? De même, faut-il considérer comme illicites les relations sexuelles d'un jeune couple dont la femme est affectée par une ménopause précoce ou une absence d'utérus et ne peut donc plus avoir d'enfant ? À quelques références près, j'avais le sentiment de revivre les grandes disputations du Moyen Âge.

Nous, les médecins, étions accusés de jouer aux apprentis sorciers. Certaines religions réprouvaient fortement cette pratique. Des centres hospitaliers parisiens, comme Notre-Dame de Bon Secours, ou des instituts catholiques, comme celui de Lille, ont été contraints d'arrêter leur programme de traitement de la stérilité du couple s'il impliquait une fécondation *in vitro*.

Les oppositions ne sont pas totalement éteintes aujourd'hui, car de nombreuses questions éthiques découlent encore de cette technique. Subsiste notamment un débat toujours vif en France en 2021 autour du diagnostic préimplantatoire – dans le cadre du débat sur le projet de loi bioéthique.

CHAPITRE 10

Le choix de l'embryon en cas de maladie génétique

Avec la fécondation *in vitro*, il est devenu possible d'observer et de manipuler l'embryon en laboratoire pendant les six premiers jours de sa croissance. Cela permet, entre autres, d'obtenir des informations concernant ses caractéristiques génétiques. Certains y ont vu une porte ouverte à un marché du bébé et à un choix de celui-ci en fonction de ses qualités. Il existe des raisons médicales parfaitement justifiées pour recourir à ce type de techniques. D'autres motifs sont beaucoup plus discutables.

La question du choix de l'embryon ne s'est pas toujours posée de la même manière. S'il existait déjà des méthodes observationnelles, comme le fait de photographier l'embryon les premiers jours pour étudier sa vitesse de division ou son aspect, le diagnostic préimplantatoire (DPI), apparu dans les années 1990, a été une révolution pour la médecine de la reproduction. À partir d'une ou deux cellules d'un embryon, qui en contient huit au bout de deux jours de développement et quelques dizaines au sixième jour, il est désormais possible de déterminer si celui-ci est atteint d'une maladie génétique. Mais encore faut-il savoir ce que l'on cherche.

Le diagnostic préimplantatoire a été rendu possible grâce à deux avancées techniques. Nous devons la première à la biologie de la reproduction, qui a mis au point une méthode fiable de prélèvement embryonnaire. La membrane de l'embryon est percée grâce à un faisceau laser, tandis qu'une micro-pipette aspire une ou deux cellules. Cela est sans conséquence pour l'embryon, qui poursuit ses divisions. Des milliers d'enfants en bonne santé sont nés après ce type de prélèvements. La seconde avancée concerne la génétique moléculaire. La recherche a permis de développer des analyses génétiques fiables sur une cellule unique et en moins de vingt-quatre heures, ce qui relève de la prouesse scientifique. Il devenait ainsi possible de vérifier l'absence d'anomalie de l'embryon avant l'implantation dans l'utérus.

Cela s'adressait initialement aux couples atteints d'une maladie monogénique grave et incurable, souhaitant avoir un enfant sans lui transmettre leur pathologie. La première naissance après un DPI a eu lieu en 1992 en Angleterre grâce à l'équipe du professeur Alan Handyside, pour un couple risquant de transmettre la mucoviscidose.

« De quel droit touchez-vous à l'embryon ? » En France, la première loi relative à la bioéthique, votée en 1994, autorise le recours au DPI dans le cas d'une maladie génétique grave identifiée chez un des parents, dont le risque de transmission à l'enfant est avéré. J'étais conseiller du secrétaire d'État à la Santé au moment de la préparation de ce texte, qui a suscité de vives contestations. Les décrets d'application relatifs au DPI n'ont été publiés que plusieurs années après, notamment du fait de l'opposition d'Hervé Gaymard, secrétaire d'État du gouvernement suivant et gendre du généticien Jérôme Lejeune (président de l'association pro-vie « Laissez-les vivre »). Nous avons donc attendu 1999 avant de pouvoir lancer un programme à Clamart.

La détresse des familles concernées par cette attente était telle que je franchis le Rubicon de l'illégalité. Si le diagnostic n'était pas encore permis, il restait théoriquement possible de faire un prélèvement embryonnaire. Nous nous y sommes résolus et j'ai pris l'avion pour Londres afin de réaliser un diagnostic au laboratoire du professeur Handyside sur des cellules prélevées par les biologistes à Clamart aux aurores, le jour même. Malheureusement l'embryon n'était pas viable. Une seconde tentative a conduit au même résultat. Nous avons médiatisé notre démarche afin de sensibiliser l'opinion. La cohabitation politique à partir de 1997 a marqué le retour de Bernard Kouchner au gouvernement et le mien en tant que conseiller au ministère. Le DPI pouvait alors démarrer dans trois centres en France.

Le processus est long et il faut s'assurer au préalable de la faisabilité du diagnostic. Toutes les maladies ne sont pas identifiables, surtout si elles sont polygéniques (c'est-à-dire si elles concernent plusieurs gènes). Les capacités de reproduction (âge, fonction ovarienne, fonction spermatique) entrent également en ligne de compte. Il existe plus de 6 000 maladies génétiques différentes. En 2016, 250 ont été identifiées par DPI en France.

Le DPI peut servir deux objectifs. Le diagnostic d'un gène défectueux d'abord, dont la liste s'agrandit chaque jour. Les vingt-trois paires de chromosomes sont comme des colliers, dans lesquels chaque gène serait une perle. Lorsqu'une perle change de couleur du fait d'une perturbation, la génétique moléculaire peut l'identifier. Les maladies génétiques peuvent être dominantes ou récessives. Un enfant peut être atteint d'une maladie même si ses parents ne le sont pas : c'est l'addition des deux gènes récessifs (c'est-à-dire qui ne s'expriment pas) du couple ou l'expression d'un gène dominant porté par un seul membre du couple qui fait que l'enfant développe la maladie.

Mais le DPI peut également être utile à certains couples infertiles. Du fait non plus d'un chromosome défectueux mais de l'arrangement des chromosomes entre eux (translocation), certains embryons ne peuvent pas se développer. Rien ne permet de présager cette situation, si ce n'est peut-être l'existence des troubles de la spermatogenèse chez l'homme. L'analyse chromosomique permet de ne transférer que les embryons sains.

Les diagnostics de gènes défectueux ou de réarrangements chromosomiques restent limités qualitativement et quantitativement, pour des raisons techniques (lorsque plusieurs gènes sont concernés) ou pratiques (lorsque les centres ne le proposent pas). À l'inverse, les techniques de PMA se sont largement développées. Il est aujourd'hui possible de réaliser le prélèvement au sixième jour de croissance de l'embryon, de le congeler et d'attendre le résultat de l'analyse génétique sur les cellules prélevées. De cette manière, un laboratoire peut recevoir des échantillons de plusieurs centres. Cette organisation en réseau existe dans un certain nombre de pays d'Europe. La France peine cependant à mettre en place ce mode de fonctionnement.

La naissance de Valentin en 2000 est le fruit d'une collaboration entre notre équipe de Clamart et celle du professeur Arnold Munnich, à l'hôpital Necker (Paris).

Un couple se présente un jour dans mon service, après avoir vécu une série de drames personnels. Leur premier enfant, un garçon né d'une conception naturelle, était décédé subitement au bout de vingt-quatre heures. Les médecins pensèrent à une anomalie génétique liée au chromosome sexuel. Lorsque la femme fut de nouveau enceinte, l'échographie montra qu'il s'agissait encore d'un garçon. Les parents décidèrent de recourir à une IVG pour éviter de revivre la même tragédie. De la troisième grossesse, toujours naturelle, est née une petite fille, apparemment en parfaite santé. Elle mourut trois semaines plus tard de la même affection. Les enfants étaient en fait atteint d'un déficit enzymatique (l'ornithine carbamyl transférase, ou OTC). Un

DPI a été proposé aux parents. Le diagnostic *in vitro* a permis de sélectionner les embryons du couple qui n'étaient pas porteurs de ce déficit. Valentin est ainsi devenu le premier enfant né après un DPI en France. Deux ans plus tard, un autre DPI précéda la naissance de sa petite sœur.

*

Des milliers d'enfants sont nés dans le monde grâce au diagnostic préimplantatoire. Les interrogations à son sujet restent cependant légitimes. N'ouvre-t-il pas la voie à des dérives ? Celles-ci peuvent notamment tenir à la difficile définition d'une maladie grave et d'un handicap léger. Ces questions ne sont pas nouvelles. Elles se posent déjà en pratique avec les échographies et la médecine fœtale en général.

Une vingtaine de pays ont autorisé et encadré cette méthode, à des fins strictement médicales. Il ne s'agit nulle part d'un procédé pour sélectionner le patrimoine génétique le plus pur possible (qui n'est d'ailleurs pas défini, car nous sommes tous porteurs d'anomalies plus ou moins importantes). Cela relève de la fiction cinématographique.

Le principal problème du DPI en France (que ce soit pour l'analyse chromosomique ou l'analyse d'un gène en particulier) est qu'il n'y a que cinq centres le pratiquant, vingt ans après son apparition. Cela a pour conséquence d'accroître significativement le temps d'attente des parents (jusqu'à deux ans et demi en moyenne pour le centre parisien), repoussant d'autant l'âge de la prise en charge. Ils se retrouvent alors confrontés à l'inexorable déclin de la fonction ovarienne. Et non seulement les couples patientent longtemps – s'ils ne partent pas à l'étranger pour ceux qui le peuvent –, mais un certain nombre d'entre eux sont récusés car la réserve ovarienne n'est plus suffisante lorsque le rendez-vous est enfin donné. Par ailleurs, le taux de succès par transfert reste d'environ 25 %, ce qui est peu après tant d'attente.

Les trois quarts des demandes sont aujourd'hui acceptées. Cela représente environ 600 examens génétiques moléculaires (portant sur les gènes) et 350 examens cytogénétiques (portant sur les chromosomes). La rareté de ces maladies fait qu'il est difficile de constituer des associations de patients pour exercer une influence politique. Cela n'aide pas les couples concernés, souvent oubliés ou dénigrés, à être entendus. Le manque de compréhension et de bienveillance est insupportable quand on sait la lourdeur de certaines maladies génétiques pourtant évitables. Les médecins et biologistes qui se saisissent du sujet ne sont pas écoutés. En 2016, 199 enfants sont nés en France par DPI. Cela aurait pu être le double ou le triple.

*

Quelques années après la naissance de Valentin est apparue la possibilité du « bébé double espoir ».

En 1987, Éliane Gluckman avait œuvré à la première

greffe mondiale de sang de cordon chez l'humain, pour guérir un enfant atteint d'une grave anémie. Pour qu'une greffe fonctionne, il faut que les cellules greffées soient « histocompatibles », c'est-à-dire qu'elles ne soient pas rejetées par le receveur. Il arrive qu'un donneur compatible existe dans la famille. Mais parfois, il n'y en a pas. Une nouvelle grossesse, pour laquelle l'embryon serait choisi en fonction de sa compatibilité HLA et de l'absence de risque de développer la pathologie, permet de surmonter cette difficulté. On prélève alors à la naissance le sang du cordon placentaire afin de réaliser une greffe de cellules souches au frère ou à la sœur malade.

La seule autre possibilité était de s'adresser aux banques de sang de cordon, pour obtenir des cellules compatibles. Mais il n'en existait pas en France au moment des premières greffes. Cela a d'ailleurs donné lieu à un rapport de la sénatrice Marie-Thérèse Hermange en faveur de l'ouverture de tels établissements, pour éviter de recourir à des importations. J'avais moi-même négocié avec l'Établissement français du sang pour fournir cinq cents poches de sang du cordon de la maternité de Clamart en échange du financement d'un poste de sage-femme dédié à cette démarche. Plusieurs banques publiques se sont progressivement constituées. Cette politique fut payante. Actuellement, il n'y a quasiment plus besoin de recourir au « bébé double espoir » si l'on dispose de l'équivalent en banque du sang.

Le premier « bébé double espoir » est né en France en 2011. Umut-Talha (qui signifie « notre espoir » en turc), donneur compatible et en bonne santé, a permis de sauver sa sœur Asya. S'est-on servi de lui ? A-t-il été « chosifié » ? A-t-on dérapé vers un « eugénisme de confort », comme le disent certains députés qui souhaitent l'interdire par un amendement absurde ? Cette pratique disparaît d'elle-même face à sa lourdeur et ses aléas, et surtout grâce à la plus grande disponibilité de sang du cordon HLA-compatible. Faut-il interdire ce qui ne se pratique presque plus que dans des cas exceptionnels ? La bêtise de certains parlementaires, qui souhaitent une loi l'interdisant, reste stupéfiante. Un documentaire récent montrait un couple français contraint de se rendre en Belgique pour réaliser un DPI du double espoir, par manque de disponibilité de cellules souches compatibles dans les banques.

La médecine sait avancer et s'arrêter sans qu'une législation l'y contraigne. Il faut se mettre à la place des parents qui voient leur enfant souffrir. S'ils souhaitent dans tous les cas avoir un autre bébé, où est le problème ? N'est-ce pas positif pour un enfant de venir au monde en apportant le bonheur d'exister à ses parents et la joie de sauver sa fratrie ?

À la naissance d'Umut-Talha, j'ai pu récupérer une quantité suffisante de sang de cordon – ce qui n'est pas toujours le cas. La compatibilité avec sa grande sœur était bonne. Elle a pu être greffée et guérie. Mais pour son frère, le groupe HLA n'était pas compatible. Les parents ont décidé de renouveler la démarche, mais aucun des embryons n'était HLA-compatible. Ils ont choisi de réaliser le transfert malgré tout. Neuf mois plus tard naissaient deux jumeaux indemnes. Cela montre bien qu'il ne s'agissait pas d'une tentative d'instrumentalisation mais que le couple souhaitait un enfant pour lui-même. La compatibilité HLA n'était qu'un bénéfice secondaire.

Umut-Talha a sauvé sa sœur sans le vouloir. Le rôle du médecin est de soigner celui qui souffre. Les parents qui désirent un enfant s'inscrivent avant tout dans une démarche de générosité.

CHAPITRE 11

Focus sur l'implantation et le clonage

Comme nous venons de le voir, des situations médicales justifient parfois de choisir un embryon plutôt qu'un autre. Le diagnostic préimplantatoire, c'est-à-dire le prélèvement et l'analyse de cellules embryonnaires, permet à des parents porteurs d'une anomalie génétique grave de ne pas la transmettre à leur enfant. Mais une autre analyse génétique pourrait s'avérer très utile, en cas de fécondation *in vitro*, pour rechercher une « aneuploïdie », c'est-à-dire une anomalie relative au nombre de chromosomes (différent de 46). On parle alors de DPI-A (diagnostic préimplantatoire à la recherche d'un nombre anormal de chromosomes). Cela permettrait de vérifier, dans le cadre d'une fécondation *in vitro*, si les embryons ont le nécessaire pour se développer. Ce n'est pas la recherche d'une caractéristique individuelle mais bien la loi du tout ou rien : cet embryon peut-il grandir ou conduira-t-il irrémédiablement à une fausse couche ou une absence d'implantation ?

Environ 60 % des embryons obtenus *in vitro* ne peuvent pas s'implanter du fait de cette aneuploïdie – et même 80 % après quarante ans. En 2016, selon l'Agence de biomédecine, la moitié des 300 000 embryons obtenus *in vitro* ont pu être transférés ou congelés pour un transfert ultérieur. Parmi les embryons transférés, seuls 16,5 % se sont développés jusqu'à la naissance. Il est aujourd'hui techniquement possible de les identifier et d'éviter des transferts et des congélations inutiles. En ne gardant qu'un seul embryon à haut potentiel de développement, on limite le nombre de tentatives et la probabilité de grossesses gémellaires.

Ce diagnostic doit-il être réalisé pour toutes les tentatives de fécondation *in vitro* ? Assurément non. Il devrait être réservé aux risques élevés d'échec, dont les facteurs sont bien connus : l'âge avancé de la femme, des échecs passés d'implantations ou des fausses couches répétées. Une analyse de ce type n'est pas de nature à accroître le nombre d'embryons à haut potentiel ni à augmenter le taux de succès, mais permet seulement de les reconnaître et d'améliorer la prise en charge, tout en évitant les gestes inutiles (tranferts, congélation). Cela limiterait la répétition de tentatives infructueuses et leurs conséquences psychologiques.

Le DPI-A recherche un haut potentiel de développement. Il peut faire appel à des méthodes invasives, comme une biopsie embryonnaire, ou à des méthodes non invasives, comme la surveillance du développement en laboratoire pendant les premiers jours. Des essais sont actuellement menés en ce sens mais cette dernière approche n'a pas encore prouvé son efficacité. Elle implique de filmer la division cellulaire avec l'espoir de trouver dans la vitesse de division ou dans l'aspect des cellules des éléments permettant de pronostiquer l'avenir de l'embryon. La difficulté pour mettre en œuvre le DPI-A en France n'est pas d'ordre technique – on sait réaliser des prélèvements cellulaires sans risque pour l'embryon depuis quarante ans – mais philosophique : peut-on sélectionner un embryon ? Si oui, pour quelles raisons ?

Un couple est un jour venu nous voir. Il avait déjà eu un enfant, décédé des suites d'une pathologie rare. Il avait fallu attendre cinq ans pour que les généticiens mettent en évidence les mutations du gène incriminé. Lorsque la femme a de nouveau été enceinte, les analyses ont montré que le fœtus était porteur de la même maladie orpheline. Les parents ont eu recours à une interruption de grossesse. Ils nous ont donc demandé de pouvoir bénéficier d'une FIV et d'un diagnostic préimplantatoire pour rechercher cette pathologie. Un embryon indemne de la pathologie a été trouvé puis transféré avec succès. Le début de la grossesse se déroule normalement. Au troisième mois cependant, les examens habituels de suivi permettent d'identifier une trisomie chez le fœtus. Le couple, tourmenté au moment de la décision, opte finalement pour une nouvelle IVG. La question est bien d'ordre philosophique : faut-il limiter la recherche d'une information médicale ou au contraire fournir davantage d'éléments de choix aux couples ?

Notre rôle, en tant que médecins, est d'informer et

de répondre aux questions qui nous sont posées. Si, au cours d'un examen de ce type, une anomalie comme la trisomie 21 est identifiée, nous ne devons pas le cacher au couple. S'il décide d'accepter l'embryon, c'est son droit le plus strict. Je ne vois pas au nom de quoi nous pourrions nous y opposer. La liberté de choix des parents doit primer.

Cela ne signifie pas pour autant qu'il faille proposer le DPI-A à tous les couples en cours de FIV. Avant trente-cinq ou trente-six ans, les études montrent que cet examen n'est pas utile. Mais si la femme a plus de trente-huit ans, des antécédents de fausses couches ou présente un syndrome des ovaires polykystiques, une analyse peut être pertinente. De même, au cours d'un DPI déjà prévu pour une maladie génétique connue, le DPI-A complète le processus d'analyse d'une démarche déjà lourde. Chez la plupart de nos voisins (Belgique, Royaume-Uni, Italie, Espagne), cela relève d'une règle de bonne pratique. La position de la France manque de cohérence à ce titre car nous autorisons les femmes enceintes qui le souhaitent à demander, jusqu'à 12 semaines d'aménorrhée, le statut chromosomique de leur fœtus.

Certains estiment qu'un eugénisme sous-jacent serait à l'œuvre. C'est à l'opposé de notre démarche, qui est de respecter le désir des parents.

Le terme « eugénisme » est apparu au XIXe siècle. Il a été forgé par Sir Francis Galton, cousin de Charles Darwin, dont l'ambition était l'« amélioration des lignées ». Il faut distinguer un eugénisme « positif » d'un eugénisme « négatif ». L'eugénisme a pu avoir des effets positifs en matière d'amélioration de la santé avec, par exemple, aux progrès de la puériculture, les vaccinations obligatoires et, d'une façon générale, le développement de l'« hygiène de vie ». Mais parallèlement, des auteurs ont proposé de pratiquer un eugénisme actif et mortifère. Il s'agissait de faire en sorte que les individus porteurs de tares génétiques ou psychiatriques ne puissent pas se reproduire. Cela a justifié des campagnes de stérilisation forcée dans un certain nombre de pays comme la Suède, les États-Unis, la France et, bien sûr, l'Allemagne nazie. L'idéologie eugéniste a par la suite conduit à l'élimination de tous ceux jugés « déviants » : malades mentaux, homosexuels, Tziganes, juifs, communistes.

Cet eugénisme négatif était par exemple prôné par le chirurgien français Alexis Carrel – récipiendaire du prix Nobel de médecine en 1912. Cette conception, coercitive et obligatoire, est clairement totalitaire. Elle s'applique à tous et s'inscrit dans l'idéal erroné d'une prétendue race supérieure.

Les opposants au DPI-A se réfèrent régulièrement à l'eugénisme. Mais le DPI-A, par l'analyse chromosomique des embryons qu'il permet, n'a pas pour objectif l'amélioration collective de la race ou d'un groupe humain, puisqu'il s'agit de démarches individuelles et libres. Son but n'est pas d'éradiquer complètement un gène ou de faire disparaître des anomalies de la surface de la terre. Les embryons porteurs sains d'une maladie (qui ne sont pas atteints) sont quand même transférés, même si cela implique que l'affection génétique réapparaisse chez une génération suivante. Nous sommes tous porteurs d'anomalies qui, au hasard de l'union avec une autre personne, peuvent se manifester chez nos descendants. De plus, un certain nombre de maladies génétiques peuvent apparaître sans transmission héréditaire mais du fait d'une mutation. C'est dire combien la croyance en un être humain génétiquement pur est une utopie.

Les opposants au DPI ou au DPI-A pensent qu'une telle pratique conduit à la réification de l'embryon. Le philosophe Jürgen Habermas estime que c'est la porte ouverte à une forme libérale d'eugénisme. La limite conceptuelle entre la prévention de la naissance d'un enfant gravement malade et l'amélioration du patrimoine génétique est difficile à établir. Je suis d'accord sur ce point avec la philosophe Monique Canto-Sperber (2005) : il faut définir un bon usage de l'analyse génétique de l'embryon, l'encadrer et surtout l'évaluer.

*

La course à l'analyse embryonnaire a conduit à des excès. Ce fut par exemple le cas pour le choix du sexe. Certaines maladies dépendent du sexe de l'embryon. L'analyse relève alors de la démarche médicale. Mais certains s'en servent simplement pour choisir le sexe de l'enfant, sans raison clinique. C'est une pratique relativement courante en Israël, où un couple peut formuler une demande à une commission spécialisée s'il a déjà eu quatre enfants du même sexe. Elle est illégale dans d'autres pays, comme le Canada, qui interdit la recherche de chromosomes sexuels dans le cadre d'une analyse génétique embryonnaire (DPI-A), sous peine d'amende.

Les parents devraient-ils pouvoir décider des caractéristiques de l'enfant ? En Californie, au début des années 2000, un couple de lesbiennes malentendantes a souhaité concevoir un bébé qui soit également malentendant, au nom de l'uniformité du noyau familial. Elles ont fait appel à un donneur sourd et muet. Elles ne vivaient pas la surdité comme une anomalie, mais comme une caractéristique telle qu'une autre. De là à formater un nouveau-né et le priver de toutes ses capacités, il y a un grand pas…

Les velléités de choix du sexe de l'enfant ont toujours existé. Cela a donné lieu aux théories les plus farfelues. On a recommandé des positions particulières au cours de l'acte sexuel ou prôné l'ablation du testicule gauche pour avoir un garçon. On a défini au milieu du XIXe siècle un régime alimentaire spécifique pour chaque sexe, repris récemment en France par les médecins Joseph Stolkowski et François Papa (cela ne s'invente pas). Lorsque, une fois sur deux, les lois du hasard font qu'on n'obtient pas le sexe désiré, la cause est toute trouvée : un mauvais suivi du très précis et très onéreux régime au cours des neuf mois de grossesse (et des trois mois qui précèdent). Certains ont également proposé la modification du pH (niveau d'acidité) du milieu vaginal, afin de permettre la migration de certains spermatozoïdes spécifiquement. L'efficacité de cette technique n'a jamais été scientifiquement démontrée. On peut tirer deux enseignements de ces méthodes plus ou moins extravagantes. D'abord, que l'on a longtemps cru à tort que le sexe de l'enfant dépendait de la volonté de la mère. Cette responsabilité incombe en fait au père, puisque c'est son spermatozoïde, X ou Y (l'ovule est toujours X), qui détermine le sexe du bébé (XX pour une fille, XY pour un garçon). On peut également conclure que la seule méthode fiable pour connaître le sexe reste l'analyse de l'embryon *in vitro*. Mais le jeu en vaut-il la chandelle ? On perçoit bien les graves déséquilibres sociétaux qu'entraînerait, dans certains pays, la possibilité de choisir le sexe. Dans certains États indiens comme le Gujarat, région d'origine du président Narendra Modi, le taux d'avortement des fœtus de sexe féminin après échographie atteint encore des niveaux alarmants.

Mais le débat sur le choix du sexe n'est que la partie émergée de l'iceberg. Le problème de fond reste de savoir si on a le droit d'avoir une mainmise sur certaines caractéristiques de l'enfant à naître. Cette possibilité alimente des fantasmes de plus en plus graves. Des soi-disant médecins mettent en avant le caractère héréditaire de l'intelligence, dans une démarche commerciale. En 1982 a été ouverte en Californie une banque du sperme de prix Nobel – comme si on pouvait être Nobel de père en fils. On a fait croire aux gens qu'il existait un gène de l'intelligence. Des généticiens ont annoncé qu'ils pouvaient sélectionner les embryons selon leur QI. La technolâtrie n'a plus de limites. Il y a toujours eu des crédules pour suivre les charlatans. C'est aux scientifiques qu'il revient de déterminer ce qui est réellement possible, au-delà des *fake news*. Reste à savoir ce qui est éthiquement souhaitable.

*

Cette question trouve probablement son acmé dans les projets de clonage. La brebis Dolly est née le 5 juillet 1996. Elle a été conçue en remplaçant le noyau d'un ovule (23 chromosomes) par celui d'une cellule mammaire adulte (46 chromosomes). Le clonage humain reste un sujet explosif. Vouloir s'auto-reproduire est le signe d'un grand égocentrisme. Il faut être imbu de soi-même et certain de sa valeur intrinsèque pour souhaiter éviter le hasard d'une rencontre, les aléas du patrimoine génétique et du passé de l'autre et les incertitudes de l'avenir. C'est l'affranchissement des lois de la reproduction sexuée. Le Conseil de l'Europe a d'ailleurs prohibé la création d'un humain identique à un autre, vivant ou mort. Un être ainsi constitué serait sous l'emprise d'une seule origine et aliéné par l'impossibilité de trouver un espace de liberté entre deux sources de vie.

Le débat a évolué. On distingue aujourd'hui le clonage reproductif du clonage thérapeutique. Jusqu'au stade de blastocyste, on peut récupérer les cellules souches d'un embryon cloné afin d'envisager de soigner une personne malade – d'où le terme thérapeutique. Le clonage reproductif suit le même processus mais la finalité diffère. Le transfert intra-utérin de l'embryon cloné n'est pas envisagé dans le clonage thérapeutique.

En 2002, j'ai fait partie de la délégation française à l'Assemblée générale des Nations unies où, dans le cadre d'une initiative conjointe avec l'Allemagne, nous formulions une proposition de convention pour interdire le clonage humain à des fins de reproduction. Nous pensions que la majorité serait facilement atteinte pour voter la motion. Cela n'a pas du tout été le cas. Certains pays (Vatican, États-Unis, pays d'Amérique latine) n'acceptaient de voter qu'à la condition que le clonage scientifique à visée thérapeutique soit également interdit (production de cellules souches). D'autres demandaient même que soient incluses la FIV, l'IVG et la contraception. Les pays du Moyen-Orient se sont abstenus. Il n'y a pas eu de consensus et donc pas de convention. Ce fut une expérience marquante pour moi. Dans cet aréopage, les influences et les apartés étaient plus importants que les discours à la tribune. Les manœuvres politiciennes étaient plus puissantes que les idées. Il a fallu attendre quatre ans pour qu'une déclaration soit signée. Ce n'est pas une convention mais simplement une prise de position de l'ONU contre le clonage reproductif. Cela n'a donc pas la même valeur. La question est loin d'être réglée. En 2007, un centre de primatologie américain a officialisé la naissance de singes à partir d'embryons clonés.

Le sujet du clonage a toujours suscité des emballements médiatiques. En décembre 2002, le médecin italien Severino Antinori, qui aura par la suite affaire à la justice pour ses pratiques, annonce qu'un enfant cloné est sur le point de naître. Il avait annoncé plusieurs mois auparavant que trois femmes était enceintes, sans révéler leur identité. La secte raëlienne, qui soutient la recherche pour le clonage humain (via la société Clonaid), m'avait contacté à la même époque – par l'intermédiaire de son gourou Raël, un Français d'origine bretonne. Ils souhaitaient me prévenir qu'une naissance par clonage était imminente, sans m'en dire plus. D'inspiration extraterrestre, ce mouvement considère que le clonage s'inscrit dans la quête de l'immortalité. Certaines de leurs thèses sont reprises aujourd'hui par l'idéologie transhumaniste.

La médiatisation extrême de fausses informations n'est pas nouvelle. Le Sud-Coréen Hwang Woo-suk annonce en 2004 qu'il a réussi un clonage d'embryons humains. Il est scientifiquement reconnu, on parle de lui pour le Nobel. Une enquête montre finalement que ses travaux sont falsifiés. On apprend également que les ovocytes proviennent de son personnel et sont obtenus par la contrainte. La diffusion de fausses nouvelles médicales est un problème récurrent. La polémique sur l'inefficacité de l'hydroxychloroquine comme traitement contre la Covid n'est qu'un exemple parmi d'autres. Ces *fake news* reposent sur quatre piliers : l'ego (de ceux qui s'appuient sur leurs propres impressions plutôt que sur la recherche scientifique), le rôle des médias (qui font parfois leurs choux gras de ces rumeurs), le fonctionnement des journaux scientifiques (qui poussent à la publication à tout prix) et les compagnies pharmaceutiques (désireuses de promouvoir telle ou telle médication).

Dans le cas du choix de l'enfant, se poseront un certain nombre d'autres problèmes. Modifier un génome est désormais possible grâce au développement récent des ciseaux génétiques (qui permettent de couper des séquences d'ADN avec précision grâce à une enzyme). Cette innovation a valu le prix Nobel de chimie à deux chercheuses, une Française et une Américaine, en 2020. En 2018, un essai clinique chinois publié en dehors du circuit scientifique annonçait la naissance de deux jumelles génétiquement modifiées grâce à cette technique, soi-disant pour les protéger du VIH (leur père était séropositif). Le chercheur de Shenzhen à l'origine de la démarche a été unanimement condamné par la communauté scientifique. Cet exemple illustre bien la nécessité d'une vigilance collective sur ces questions.

CHAPITRE 12

Les métiers de la naissance

La présence du premier cercle féminin autour de la future mère est un trait commun de beaucoup de cultures. Des figurines préhistoriques retrouvées à Chypre et au Mexique représentent des matrones aidant des femmes à accoucher. À quelques exceptions près, le père n'y a pas sa place. Ici ou là, sa présence a pu être considérée comme un présage favorable. Mais celle qui, dans presque toutes les sociétés, semble incontournable au moment de la naissance (et de la mort), c'est la matrone.

Au début de Médecins sans Frontières (MSF), j'ai constaté en Afrique l'importance de cette fonction traditionnelle et genrée. Gestes médicaux de base, dévouement, présence rassurante, mais également connaissance des coutumes, des rituels et des histoires intimes : la matrone facilite beaucoup la venue au monde. Cependant, lorsque des complications surviennent (comme un blocage mécanique, une souffrance de l'enfant ou une hémorragie) et nécessitent des gestes obstétricaux voire une césarienne, elles ne disposent pas du savoir-faire, des infrastructures et des moyens de transport nécessaires. Ces matrones d'hier comme d'aujourd'hui sont souvent bien trop seules. Le résultat est effrayant, puisque chaque année dans le monde, selon l'OMS, plusieurs centaines de milliers de décès en couches sont à déplorer. Nous avions organisé, avec MSF, la formation de matrones de N'Djamena (Tchad) par des sages-femmes de Clamart qui ont effectué une rotation mensuelle sur place pendant un an. Les troubles politiques liés à l'arrivée d'Hissène Habré au pouvoir au début des années 1980 nous obligèrent à interrompre l'expérience.

Dans les civilisations antiques du bassin méditerranéen, des femmes assistaient la future mère. Formées par la pratique, elles avaient souvent une fonction symbolique, comme en Égypte, où elles étaient en même temps prêtresses. En Grèce, une sage-femme du nom d'Aspasie (probablement un pseudonyme) serait à l'origine des premiers écrits consacrés à la gynécologie. Les sages-femmes sont également assez estimées par les Romains, qui les nomment *obstetrix* (littéralement « qui se tient devant »).

Durant une grande partie du Moyen Âge, la place importante de l'Église rend plus difficile la transmission de leur activité, qui est simplement tolérée. Les matrones médiévales sont souvent élues par l'assemblée des femmes de la paroisse en présence du curé. Elles prêtent serment sur l'Évangile, pour le salut de l'âme et du corps de la mère et de l'enfant. Mais nombre d'entre elles seront persécutées au moment de l'Inquisition. Leur connaissance des secrets intimes des familles, leur science empirique sur les plantes et les rituels auxquels elles se livrent parfois les rendent suspectes de sorcellerie.

Laissées à elles-mêmes et peu éduquées, certaines matrones sont malgré tout amenées à réaliser des gestes techniques pour lesquels elles ne sont pas préparées. Cela a pu être à l'origine de nombreux démembrements de fœtus, d'infections et d'hémorragies mortelles chez la mère. Les matrones et les sages-femmes, également appelées « ventrières » ou « sous-ventrières », « leveuses », « ramasseuses », ou encore « accoucheuses », gagnent un peu de reconnaissance au XVIe siècle, en même temps qu'une formation élémentaire.

Ceux qui souhaitent mettre fin à l'exclusivité de la femme aidante lors des accouchements soulignent justement cette importante mortalité en couches.

À partir du XVIIe siècle en Europe, la naissance devient un objet d'intérêt médical. La présence d'hommes médecins durant les accouchements tend à se généraliser. On est désormais loin de l'histoire du docteur Wertt, chirurgien hambourgeois condamné à mort en 1522 pour s'être déguisé en femme afin de pratiquer un accouchement. Si des réticences à la présence masculine demeurent, elles sont surtout le fait de maris jaloux ou soucieux de préserver leur intimité. Des oppositions subsistent également chez certains médecins, comme le docteur Philippe Hecquet, qui publie en 1707 un traité dont le titre annonce la teneur : *De l'indécence aux hommes d'accoucher les femmes.*

À cette époque, les médecins mettent un peu d'ordre dans leur profession. En effet, l'ancêtre de l'accoucheur est le barbier, qui utilise souvent son crochet pour extraire l'enfant mort *in utero* lorsque cela est nécessaire. Les barbiers-chirurgiens ne se distinguent pas complètement des barbiers, ceux-ci pratiquant le rasage de la barbe mais également la saignée, ceux-là les actes chirurgicaux ou accouchements, sans que la frontière soit très étanche. Finalement les chirurgiens, en quête de reconnaissance scientifique, se différencieront progressivement des barbiers. Les liens entre les deux professions disparaîtront définitivement en 1743 et des chirurgiens-accoucheurs se spécialiseront dans les naissances.

En 1660, Mlle de Guerchy, demoiselle d'honneur d'Anne d'Autriche, meurt à la suite de manœuvres abortives réalisées par une accoucheuse – la dame Constantin, également compromise dans l'affaire des poisons avec la marquise de Brinvilliers. Les maîtresses de Louis XIV, en particulier Mlle de La Vallière, ne veulent plus être accouchées par des sages-femmes et font appel à des chirurgiens-accoucheurs. Ces derniers sont alors les seuls autorisés à manier des instruments tels que les frondes, sacs, crochets, cisailles, tire-têtes et surtout les forceps, qui font progressivement leur apparition en France. L'Anglais Hugh Chamberlen vient en effet de vendre le secret des forceps, conservé depuis des générations dans sa famille. Ces pinces métalliques semblables à des pinces à sucre permettent d'attraper la tête du bébé et de le dégager rapidement. Malgré cette avancée technique, la mortalité maternelle et infantile reste très élevée.

À l'initiative des accoucheurs, le baptême *in utero* permet de sauver un certain nombre de femmes de la mort. L'ondoiement, forme simplifiée du baptême, est réalisé grâce à une seringue courbée remplie d'eau bénite, introduite dans l'utérus par le chirurgien. L'âme de l'enfant est ainsi assurée de ne pas errer dans les limbes. Cela permet surtout de pouvoir tout faire pour sauver la mère, y compris au détriment de l'enfant.

Au début du XIXe siècle, l'obstétrique moderne se structure. Les sages-femmes s'organisent et reçoivent désormais une formation élaborée. Les chirurgiens deviennent des obstétriciens spécialisés. Les femmes en couches et les nouveau-nés gagnent en sécurité. Semmelweis, nous l'avons vu, impose progressivement le lavage des mains dans les maternités pour lutter contre la fièvre puerpérale.

Les sages-femmes françaises se voient délivrer dès 1750 un diplôme, sanctionnant une formation théorique et un compagnonnage de deux ans avec une maîtresse sage-femme. Il faut attendre 1882 pour que les hôpitaux de Paris créent le corps des médecins-accoucheurs des maternités.

La dualité entre accoucheurs et sages-femmes a mis un certain temps avant de devenir complémentaire. Aujourd'hui, certaines patientes préfèrent faire appel à une sage-femme. Certaines figures se sont particulièrement distinguées, comme Louise Bourgeois, dite la Boursier, qui accoucha à six reprises la reine Marie de Médicis, ou encore Angélique du Coudray. Cette dernière est connue pour avoir sillonné les campagnes françaises avec son mannequin de démonstration (baptisée la « Machine ») pour former plus de 5 000 sages-femmes, mais également des chirurgiens et des vétérinaires.

De nos jours, les deux professions travaillent ensemble à la surveillance des grossesses et réalisent des consultations de suivi. Les études des sages-femmes sont de cinq ans après le baccalauréat. Elles peuvent délivrer certaines prescriptions médicales. La préparation à la naissance et le suivi post-partum restent le cœur de leur métier. Elles ont également la possibilité de suivre des formations complémentaires sur la contraception, les IVG précoces ou les échographies. Cela a contribué à accroître largement leur champ de compétences. Le gynécologue-obstétricien doit pour sa part suivre toutes les étapes du cursus des études de médecine et se spécialiser en obstétrique, cumulant près de onze années d'études.

Sages-femmes et obstétriciens se partagent les tâches au moment de la naissance. L'accueil, le suivi du travail, les accouchements naturels (ou « physiologiques »), certains actes comme l'épisiotomie et les soins aux nouveau-nés peuvent être assurés par les sages-femmes. Les accouchements plus compliqués, nécessitant d'avoir recours aux forceps, aux ventouses, à des manœuvres intra-utérines ou à une césarienne sont réalisés par les obstétriciens. Cette répartition est peut-être appelée à évoluer, car les sages-femmes étendent progressivement leur savoir-faire, qui est de plus en plus reconnu.

Notons que le mot sage-femme correspond au métier et s'emploie pour les deux sexes. La profession s'est ouverte aux hommes dans les années 1980. Ils représentent aujourd'hui 3 % des sages-femmes.

*

Les métiers de la naissance se sont diversifiés. Pour s'occuper du bébé à la maternité le jour de l'accouchement, il y a désormais une auxiliaire de puériculture ou une puéricultrice, voire un pédiatre (même si la sage-femme est formée à s'occuper du bébé). Pour la mère, en plus de l'accoucheur et de l'aide-soignante qui veille au bon fonctionnement des salles de naissances, il y a souvent un anesthésiste ou une infirmière-anesthésiste et parfois une infirmière. Il y a également souvent dans l'établissement un psychologue pour prendre en charge une éventuelle dépression post-partum ou un *baby blues*. Leur présence est essentielle en cas de trouble de la relation précoce entre l'enfant et la mère.

Enfin, de plus en plus de mères font appel, avant ou après l'accouchement, à une accompagnante périnatale, *doula* ou *coach*, qui ne pratique pas d'acte médical mais peut jouer un rôle pour accompagner, apaiser, détendre ou écouter celle qui, de fille, devient mère.

Il existe encore certaines sociétés où il est de coutume d'accoucher seule dans un lieu éloigné pour calmer les esprits et ne pas souiller le lieu de vie traditionnel. Ce n'est évidemment pas le cas en France aujourd'hui. Pour prévenir le plus possible les fausses notes, celles qui le souhaitent sont désormais entourées d'un grand nombre de professionnels, musiciens de la symphonie de la venue au monde. Mais rien ne remplace, au moment de la naissance, la force intérieure et l'autonomie de la mère, ses émotions et son vécu.

CHAPITRE 13

Les préparations à la naissance

Apprendre comment se déroule l'accouchement permet de dissiper certaines angoisses. Quels sont les signes qui l'annoncent ? Qu'est-ce que la phase de dilatation du col ? L'expulsion ? La délivrance ? La curiosité est de mise. Cela peut passer par une visite de la maternité et des salles de naissance ou une observation attentive des appareils de surveillance. Mais savoir ne suffit pas, car l'accouchement est également une véritable épreuve physique, une course de fond suivie d'un sprint final.

Il est nécessaire de connaître un certain nombre de techniques élémentaires pour accueillir son bébé, comme contrôler sa respiration, garder son énergie ou relâcher ses muscles. La préparation, ou plutôt les préparations à la naissance sont apparues dans les années 1950. Il s'agissait alors de maîtriser la douleur, « le mal joli ». Le développement de l'analgésie péridurale a été une évolution majeure, mais elle ne doit pas exclure les préparations à la naissance – qui ont beaucoup évolué. La préparation physique a progressivement été remplacée par une préparation à l'accueil du bébé et une aide à la parentalité.

L'accouchement sans douleur représente en quelque sorte la possibilité pour une femme d'être maîtresse d'elle-même. Cette démarche s'inscrit en faux de l'affirmation biblique : « Tu enfanteras dans la douleur » (Gn 3, 19). Mais l'image d'Épinal d'une maîtrise parfaite a son revers, car ne pas dominer son corps est parfois source de dévalorisation de soi-même. Et d'autres questions subsistent : pourrai-je allaiter ? Serai-je capable de m'occuper de mon enfant ? Tous ces sentiments ont des répercussions sur l'équilibre personnel des femmes et sur la vie de couple.

Il n'y a pas qu'une seule manière d'accoucher, il n'y a que des façons particulières. L'anesthésie péridurale est parfois avant la toute première contraction, alors que dans d'autres cas, l'accouchement est mené à son terme sans le moindre analgésique médicamenteux. Mais dans tous les cas, un certain nombre de pratiques doivent avoir été apprises : connaître les différentes positions anti-douleur, savoir utiliser le ballon de grossesse, prendre des bains relaxants facilitant la dilatation du col, favoriser l'expulsion du bébé, savoir inspirer, bloquer son souffle ou au contraire expirer pendant les contractions des muscles abdominaux, relâcher les muscles du périnée, éviter une déchirure vaginale, etc.

Cette préparation de base est souvent collective, avec des groupes d'une dizaine de personnes. La Sécurité sociale rembourse d'ailleurs la totalité des huit séances de préparation à la naissance. Récemment, un entretien individuel au cours du quatrième mois de grossesse a été mis en place et est proposé aux femmes pour évoquer leur contexte psychosocial et leur environnement. Il permet par ailleurs de renforcer l'estime de soi, d'apprendre ce qui est nécessaire et de valoriser la relation parent-enfant.

Les préparations intègrent les parents au processus médical. Elles sont parfois incomplètes ou inadaptées, mais elles permettent aux mères de gagner en indépendance et de ne pas subir, par exemple, un examen sans avoir été prévenues de son éventualité. Une entraide efficace se met souvent en place entre les futures mères, qui témoignent de leurs expériences, évoquent et comparent ce qu'elles ressentent. « Je suis rassurée de savoir que mon bébé n'est pas le seul à avoir le hoquet », me disait un jour l'une d'elles.

Certaines femmes privilégient l'efficacité et s'intéressent peu au « psychologisme » des nombreux films, livres et magazines consacrés à la naissance. D'autres préfèrent une préparation globale ou additionnent les différentes méthodes et souhaitent parfois que l'accompagnement continue après l'accouchement. Vivre les transformations de son corps, suivre mentalement le développement du petit être qui y niche et tourner son regard vers l'intérieur de soi demande d'y consacrer du temps, seule ou à deux.

De nombreuses méthodes de relaxation peuvent être utilisées. Leur choix dépend de chaque femme.

Détendre son corps en relâchant ses muscles et en se détachant volontairement du monde extérieur apporte bien-être et sérénité. Les techniques de relaxation font parfois appel à la voix, à la musique ou à des images intérieures apaisantes. Elles nécessitent du calme, quelquefois de la pénombre et une certaine disponibilité, pour se consacrer à soi et à son bébé.

Être préparée permet de surmonter les imprévus de l'accouchement. À un état d'hypersensibilité s'ajoute un stress dû à l'environnement, parfois hostile : l'accueil n'est pas parfait, l'anesthésiste est en retard, la sage-femme maugrée dans son coin, le médecin prévu est absent, etc. Tout cela peut être déstabilisant. La relaxation a donc un rôle important, indépendamment du recours à une anesthésie péridurale.

Certaines préparations à l'accouchement sont assez courantes. La préparation sophrologique fait appel à un état de conscience particulier qui n'est pas loin de l'« hypnonaissance ». Une fois cet état atteint, avec l'aide d'une sage-femme formée, la pensée peut se focaliser sur les transformations corporelles à l'œuvre. La concentration et la relaxation, qui vont de pair dans cette préparation, impliquent souvent le recours à des sons enregistrés pour exécuter une série d'exercices mentaux.

L'« haptonomie », ou toucher affectif, est à la fois une préparation à l'accouchement et un mode de communication avec le bébé. Cette communication est à double sens. Elle s'établit entre la mère et l'enfant qui se déplace dans son « giron » pour se placer sous sa main et accompagner sa respiration. Le futur père peut également entrer en relation tactile avec son enfant à travers la paroi abdominale de sa compagne. L'enfant leur répond en se déplaçant vers le point d'appel. De cet échange naît un lien réciproque, qui peut vraisemblablement s'installer dès que le fœtus est capable de ressentir les stimuli du monde extérieur.

Le yoga est une manière d'être à la fois dans son corps et son esprit. Sur le plan physique, un certain nombre d'exercices et de positions du yoga se retrouvent dans la gymnastique douce. Il est possible d'utiliser ses techniques et postures sans forcément embrasser la philosophie et les objectifs de méditation du yoga. Il associe un travail musculaire complet avec une profonde relaxation par la respiration. Ce type d'approche permet également d'inclure les pères. Les véritables yogis regrettent que l'on galvaude ainsi leur pratique, en retenant uniquement quelques « trucs » et en amputant le yoga de sa dimension mystique. Mais, qui sait, peut-être chercherez-vous ensuite à poursuivre dans cette voie pour vous rapprocher du Nirvana ?

D'autres types de préparations plus ou moins ludiques existent. Pour les ondines, la préparation en piscine. Pour les mélomanes, le chant prénatal, afin d'établir un contact avec le bébé *in utero* grâce à des vibrations sonores spécifiques et travailler dans le même temps son souffle et la posture de son bassin – pour éviter la cambrure du bas du dos. Les différentes mélodies s'inscriraient dans la mémoire prénatale.

Ainsi, relaxation et respiration sont les maîtres mots de ce long préambule, les bouées de sauvetage qui permettent de garder la tête hors de l'eau le jour de l'accouchement. Mais la préparation à l'accouchement n'est pas qu'une préparation physique. C'est également le premier pas vers l'accueil de l'enfant.

L'attachement mutuel entre la mère et l'enfant commence à se développer dès la grossesse. Il est relativement courant de proposer aux futurs parents, durant cette période, de rédiger ensemble un projet de naissance. Remis à l'équipe médicale le jour J ou un peu avant, il permet aux parents d'exprimer leurs souhaits et aux professionnels d'apprendre à les connaître et de s'adapter à des demandes spécifiques : garder l'enfant contre soi en « peau à peau », faire que le père puisse couper le cordon ombilical ou choisir un fond musical pour le premier bain. Les parents peuvent aussi y exprimer leurs craintes de subir certains gestes sans avoir au préalable été suffisamment informés, notamment dans le cas d'événements imprévus (épisiotomie, césarienne). Cela peut également concerner la période qui suit la naissance : allaitement, présence du père aux soins de l'enfant, être ou non séparés pendant la nuit. L'objectif est d'installer un climat de confiance réciproque entre les futurs parents et la maternité.

On connaît aujourd'hui l'importance du phénomène de l'attachement postnatal. Il doit absolument être respecté. C'est une source de sécurité essentielle pour le nouveau-né et cela produira des effets sur son autonomie dans le futur. La symbiose prénatale, quel que soit le moyen choisi, est un des meilleurs gages de ce lien futur. Si vous n'avez pas de temps à consacrer à l'enfant ou à vous-même pendant la grossesse, en aurez-vous après ?

Il est important de se renseigner sur les différentes préparations possibles, pour trouver celle qui convient à la personnalité de chacun et inspire confiance aux parents. Les sages-femmes ou l'entourage peuvent aider à choisir. Il n'y a pas de formule stéréotypée. C'est une offre « à la carte » avec de nombreux choix – avec parfois même une certaine émulation, voire une concurrence entre les différents programmes. Mais toutes ces choses ne sont là que pour aider à organiser la rencontre avec l'enfant avant, pendant et après la naissance. L'accueil du bébé ne concerne pas que les conditions au moment de la naissance, il s'étale dans le temps. Même si le coup de foudre parental existe, avoir un enfant n'est pas seulement la rencontre d'un instant.

CHAPITRE 14

Le mal joli

L'accouchement est un moment de douleur intense pour la majorité des femmes. Plus de la moitié d'entre elles gardent le souvenir d'une épreuve difficile. Un vieux proverbe dit pourtant : « C'est le mal joli, dès qu'il est fini on en rit. » Est-ce si sûr ?

Les pratiques varient beaucoup selon les latitudes. Dans une salle de travail au Vietnam, j'ai rencontré des dizaines de femmes qui déambulaient en se tenant le ventre dans un silence assourdissant. À l'inverse, suivant l'expression « syndrome méditerranéen », l'expressivité du corps et de la voix s'accroît à mesure que l'on se rapproche du pourtour de la Méditerranée.

J'ai été marqué, lors de mes premières gardes, par les cris, les hurlements, les gémissements qui emplissaient les salles d'accouchement. Cela pouvait durer jusqu'à l'issue heureuse, à moins que, de guerre lasse, l'équipe médicale n'en vienne à réduire la durée du travail en jouant qui des forceps, qui des ventouses, qui de l'épisiotomie ou de l'expression abdominale pour hâter la sortie de l'enfant. Mais c'était un autre temps !

Le vécu des douleurs est extrêmement différent d'une femme à l'autre et d'un accouchement à l'autre chez une même femme – pas nécessairement dans le sens d'une augmentation du seuil de tolérance. Cette variabilité du ressenti fait qu'aucun seuil objectif de douleur tolérable pour l'accouchée n'a jamais pu être fixé. L'insupportable est parfois atteint dès les premières contractions, parfois à la fin de la dilatation. Pour de rares femmes, la douleur reste supportable tout au long de l'accouchement.

Il faut distinguer une première phase, celle de la dilatation du col, c'est-à-dire son ouverture progressive, et une deuxième phase dite d'expulsion, qui comprend la descente de l'enfant et sa sortie hors du bassin maternel. Les premières douleurs sont intermittentes. Elles sont liées aux contractions et à l'accumulation de toxines musculaires. Le muscle sollicité se tétanise, provoquant des crampes. Ces toxines s'éliminent avec une bonne oxygénation. Cela souligne l'importance de la maîtrise de la respiration, apprise lors des préparations à l'accouchement. Les douleurs de l'expulsion sont quant à elles imputables à la distension du périnée, du vagin et de la vulve par la tête du bébé. Cette distension provoque une douleur continue, sans lien avec les contractions. Elles ne cessent qu'avec la sortie du bébé.

Un certain nombre de facteurs influencent l'intensité de la douleur : physiques (force des contractions, volume de l'enfant, fatigue de la mère), psychiques (l'anxiété renforce la crispation et le sentiment d'incompréhension, d'abandon, de jugement), culturels (« Tu enfanteras dans la douleur », souffrance rédemptrice, expiation d'une faute – comme disent certaines matrones : « C'était il y a neuf mois qu'il fallait crier »).

Le refus de souffrir n'a rien à voir avec le fait d'être une bonne mère. Les mots « anesthésie de confort » ou de « convenance » ne devraient pas exister. Il suffit de regarder la crispation des mains de la femme au moment de l'accouchement pour comprendre l'intensité de ce qui est en train de se produire. Pas plus ne doit-il y avoir de jugement. Certaines patientes y voient un passage symbolique et initiatique, un objectif à atteindre, et refusent toute aide médicamenteuse. Limiter la douleur de l'accouchement a été un long combat de la médecine mais cela ne doit pas être un modèle imposé à toutes et une méthode valable pour chacune.

En 1942, en Angleterre, le docteur Grantly Dick-Read publie *L'Accouchement sans douleurs* (*Childbirth Without Fear*). Il y énonce ses thèses sur l'accouchement naturel, qui connaîtront une grande notoriété. Selon lui, c'est la peur qui entraînerait la tension musculaire et la douleur. Il faudrait donc vaincre la peur et cela passerait par l'information. À cette époque, tout ce qui touchait à l'anatomie des organes génitaux et de la sexualité restait tabou et très mal connu.

En 1951, le docteur Fernand Lamaze, après un séjour en URSS, reprend en France les travaux sur le conditionnement théorisé par Ivan Pavlov. Il faut, selon lui, exalter la maîtrise de soi. C'est la fin de la femme-objet manipulée par le grand sorcier médecin et l'avènement de l'accouchement sans douleur.

En 1974, le docteur Frédérick Leboyer renverse la perspective, en mettant au premier plan le nouveau-né et non plus la mère. Il propose une conception de l'accueil de l'enfant dans le respect de sa personne grâce à un accouchement sans violence ni traumatisme et avec des gestes doux. Les actes médicaux sont explicités, les sons et les lumières tiennent compte de la fragilité du nouveau-né, considéré comme une personne qui subit une épreuve et qui doit être respectée. Bien sûr tout cela facilite également le travail pour la mère.

Ce courant plus « nature », sous ses différentes formes, s'inscrit en réaction à une inflation technique et à son cortège de protocoles qui ne tiennent pas toujours compte de chaque cas. La technique d'anesthésie péridurale, originaire d'Amérique du Nord, apparaît comme concurrente de ces méthodes qui font appel aux forces intérieures des parturientes.

Le moment est venu, me semble-t-il, d'offrir le libre choix et d'en finir avec les positions idéologiques et partisanes. Toutes ces approches ne sont pas incompatibles, même dans leur temporalité. Personne ne doit être jugé pour en avoir choisi une plutôt qu'une autre. L'essentiel est de créer les meilleures conditions d'accueil possibles pour le bébé et de tenir compte du projet de chaque femme et de chaque couple. La consultation d'analgésie obstétricale au huitième mois de grossesse est devenue obligatoire pour toutes les patientes inscrites dans une maternité. Libre à elles d'en profiter ou non le jour J – sauf contre-indication médicale.

Près de 80 % des patientes qui accouchent, y compris par césarienne, bénéficient d'une anesthésie péridurale en France. Celle-ci consiste en une injection d'anesthésiant dans l'espace péridural, qui enveloppe la moelle épinière dans la région lombaire, court-circuitant ainsi la transmission de la douleur utérine au cerveau. Il peut y avoir des contre-indications, comme une infection cutanée ou un risque hémorragique (révélé par un taux de plaquettes anormalement bas). Elle peut produire des effets inégaux, être plus efficace d'un côté que de l'autre, nécessitant éventuellement de la repositionner. Il faut également prendre en compte la disponibilité du médecin anesthésiste, engagé sur un autre front alors que la douleur devient insupportable. Ce n'est donc pas toujours la panacée ! Même lorsque l'on a prévu une péridurale, se préparer à la naissance est un complément utile.

La péridurale peut faire l'objet d'une prescription médicale, comme par exemple pour des jumeaux, un accouchement par le siège ou une césarienne. Dans ce dernier cas, un champ vertical permet à la femme et à son compagnon, qui peut être présent à ses côtés, de ne pas voir l'opération puis de toucher immédiatement le bébé qui, une fois sorti, peut être placé contre le visage de la mère par la sage-femme. Extraire l'enfant par césarienne prend environ dix minutes, recoudre les plans musculaires et cutanés de vingt à trente minutes. Le père effectue ensuite, avec la sage-femme, les premiers soins du bébé dans une pièce attenante à la salle d'opération.

L'anesthésie péridurale est une méthode hautement médicalisée, qui s'accompagne d'un certain nombre d'inconvénients pour la mère : elle freine quelque peu le rythme des contractions et nécessite souvent l'administration d'ocytocine en intraveineuse pour soutenir les contractions. Elle peut nécessiter aussi une aide à l'expulsion par ventouses, voire aux forceps. L'insensibilisation du périnée diminue l'envie de pousser, qui n'est plus que mimée pour se conformer aux conseils de l'équipe médicale. Parfois, des maux de tête persistants, signes d'une petite brèche de l'enveloppe, nécessitent la pose d'un patch adapté.

La technique d'anesthésie péridurale ne présente aucun inconvénient pour le bébé et augmente la chance de voir une mère souriante et un père détendu au moment d'accueillir leur enfant.

Les autres moyens médicaux pour lutter contre les douleurs ne doivent pas être négligés. L'anesthésie dite « à la reine » (car utilisée la première fois par la reine Victoria), par inhalation de gaz, est la méthode la plus ancienne. Le chloroforme de l'époque victorienne a aujourd'hui été remplacé par un mélange d'oxygène et de protoxyde d'azote. Ce gaz hilarant peut être diffusé à l'aide d'un masque que la femme s'applique elle-même sur le visage à chaque contraction. Les médicaments analgésiques tels que la morphine ou les produits apparentés peuvent également être auto-administrés à l'aide d'une pompe, sans toutefois pouvoir dépasser une dose qui aurait des effets délétères. D'autres méthodes, plus anecdotiques, existent : la réflexothérapie lombaire, l'acupuncture, l'anesthésie électrique ou l'anesthésie locale du périnée.

Aucun accouchement ne se déroule sans une part d'imprévu. On peut commencer naturellement et avoir finalement besoin d'une péridurale. On peut regretter une péridurale qui n'a pas été totalement efficace, qui a provoqué des maux de tête ou laissé une impression de vide, de ne pas avoir été présente lors de cette mise au monde.

La future mère doit être prête à toutes les éventualités et savoir jongler avec les différentes possibilités. Il incombe aussi au corps médical d'être suffisamment armé et sensible à chaque situation. Il faut rechercher la dose efficace, ni trop faible ni trop forte, pour ne pas priver la mère de ressentir, mais sans souffrir, la venue au monde de son bébé. Il n'est pas rare de voir des femmes ayant eu recours à une péridurale pour leur premier enfant y renoncer pour les suivants.

L'accouchement inscrit dans le corps le passage de la vie. Il ne faut donc pas minimiser l'importance rituelle de ce moment. La naissance est un numéro de trapéziste éblouissant avec des filets de secours. La grande majorité des accouchements sont heureux et inoubliables, au point que beaucoup rêvent d'accoucher à nouveau.

CHAPITRE 15

Lutter contre les violences obstétricales

La parole de femmes victimes des violences obstétricales se libère peu à peu. Mais de quoi s'agit-il ?

Les violences obstétricales regroupent l'ensemble des interventions et actes médicaux non expressément consentis par la femme, auxquelles il faut ajouter les mots ou l'attitude inappropriés de certains soignants de la maternité. Ce sont tous les comportements qui portent atteinte à la dignité de la future mère. La forme la plus fréquente est le défaut d'explication et de dialogue préalable à la réalisation d'un geste médical.

L'accouchement peut être désemparant. Certaines femmes se sentent meurtries ou insuffisamment respectées. La déshumanisation de certaines maternités peut rendre l'expérience plus difficile encore.

La sécurité est – légitimement – devenue l'objectif principal de toute pratique médicale. La technologie a envahi les salles d'accouchement et imposé des procédures identiques pour toutes : la position horizontale, la perfusion intraveineuse, le port d'une ceinture d'enregistrement du cœur fœtal et l'administration d'ocytocine sont presque systématiques. Le recours à une anesthésie péridurale est également très fréquent, de même que les épisiotomies. Mais à ne s'occuper que de corps, en particulier de la mécanique utérine, on a fini par oublier les personnes.

« Le bébé va bien, de quoi pourrait-elle se plaindre ? » Les témoignages rassemblés dans le *Livre noir de la gynécologie* (2017), les documentaires diffusés à la télévision et le travail des associations de patientes ont ouvert la voie à une nécessaire remise en question par le corps médical de leurs pratiques. Ces approches ne sont pas exemptes de critiques, liées notamment au fait que le point de vue des professionnels est souvent absent, de même qu'une explication du bien-fondé de certaines méthodes. Mais il n'en demeure pas moins qu'une part de malaise subsiste, au point que les professionnels ont décidé en mars 2021 de labelliser les maternités qui s'engagent à mettre la bienveillance au centre de toutes leurs activités et qui acceptent la transparence. Cette labellisation valide une démarche d'information et d'écoute des femmes, et d'amélioration de la qualité des soins. Pour obtenir ce label, les établissements sont évalués selon douze critères que l'on peut retrouver sur la plate-forme en ligne « Maternys ».

Les violences obstétricales peuvent intervenir aux différentes étapes de l'accouchement. Commençons par l'éventuelle décision d'un déclenchement. La durée moyenne d'une grossesse est de deux cent quatre-vingt-quatorze jours, entre quarante et une et quarante-deux semaines. Le travail débute naturellement, selon les femmes, entre la trente-neuvième et la quarante et unième semaine de grossesse. Il est parfois envisagé d'écourter la grossesse pour des motifs médicaux concernant la mère ou le bébé. La patiente peut également le demander par commodité. Mais il arrive que cela se fasse pour de mauvaises raisons, comme l'indisponibilité de l'accoucheur ou l'organisation de la maternité.

Les quinze derniers jours de la grossesse sont une période délicate nécessitant une surveillance accrue. Cela permet de déceler un éventuel vieillissement prématuré de l'activité placentaire, qui se traduit par une diminution du volume de liquide amniotique ou des troubles du rythme cardiaque fœtal. Dans ce cas, un déclenchement est justifié. Mais beaucoup de femmes racontent que personne n'a pris la peine de leur expliquer pourquoi l'accouchement avait été programmé.

Il y a plusieurs façons de déclencher un accouchement. Cela peut se faire en douceur, par maturation progressive du col. Au bout de vingt-quatre heures, il est possible d'administrer de l'ocytocine pour provoquer les contractions. Le recours à l'ocytocine ne doit cependant être envisagé qu'en cas de besoin avéré et non systématiquement, pour ne pas risquer des contractions trop importantes de l'utérus. Une fois le col dilaté, le travail peut être accéléré en rompant la poche des eaux.

Quoi qu'il arrive, ces actes doivent être justifiés et ne sauraient être réalisés sans explications. Le consentement de la patiente n'est pas un détail. Il faut toujours se demander pourquoi on souhaite accélérer le travail. Est-ce une nécessité médicale ? Est-ce une demande de la patiente ? Le médecin a-t-il un avion à prendre ? Est-ce un problème de disponibilité des lits ? À l'inverse, le déclenchement de l'accouchement peut être recommandé et très utile. Il va cependant parfois de pair avec une anesthésie péridurale, une perfusion d'ocytocine ou une rupture artificielle de la poche des eaux. Ce n'est donc pas un geste anodin. Mal indiqué, il augmente le risque d'échec et donc de césarienne.

Les touchés vaginaux pendant le travail permettent de connaître l'avancement de la dilatation du col, le mode de « présentation » du bébé, la flexion de sa tête ou l'existence d'une bosse. Mais est-il nécessaire de les répéter régulièrement sans raison particulière ? Cet examen intime peut être vécu comme une intrusion, en particulier lorsqu'il est pratiqué par des élèves sages-femmes ou des étudiants en médecine qui ne se présentent pas et n'expliquent pas leurs gestes. Pour rester tolérables, ce défilé d'acteurs et la multiplication des actes doivent donc être rigoureusement justifiés.

Cela me rappelle un de mes premiers stages dans une maternité du centre de Paris, près de Notre-Dame, réputée pour la piètre considération qu'elle accordait aux femmes. Il était courant dans cet établissement que des externes ou des internes soient invités à apprendre l'examen gynécologique sur une patiente endormie pour une intervention chirurgicale, sans son consentement préalable. Ces pratiques ont heureusement cessé. De nos jours, l'apprentissage se fait grâce à des cours de simulation sur mannequin dans les centres universitaires.

L'épisiotomie est une des pratiques obstétricales les plus décriées. Elle consiste en une incision de deux centimètres des muscles du périnée au niveau de l'anneau vulvaire. Elle est réalisée lors d'un effort de poussée, au moment où la tête du bébé distend la vulve et étire les tissus périnéaux qui risquent alors de se déchirer. Si la déchirure est le plus souvent bénigne, elle atteint une fois sur cent le sphincter anal, nécessitant une intervention chirurgicale pour réparer les tissus. L'épisiotomie essaie de l'éviter.

Elle a longtemps concerné environ 30 % des naissances. Depuis quelques années, l'objectif est qu'elle ne dépasse pas 10 % des premiers accouchements (toujours plus difficiles que les suivants). Elle reste recommandée en cas de présentation en siège ou pour les gros enfants.

Dans cette même maternité parisienne où j'étais interne, certaines épisiotomies pratiquées durant la nuit de garde n'étaient recousues que le lendemain matin. Aujourd'hui, elles sont prises en charge immédiatement, avec un fil très fin et résorbable placé sous la peau. Si l'accouchement s'est fait sans péridurale, l'épisiotomie est refermée sous anesthésie locale. La préparation du périnée proposée dans les cours des sages-femmes pendant la grossesse et la rééducation après l'accouchement permettent de recouvrer intégralement la sensibilité de cette zone.

Nul besoin de revenir sur tous les actes des manuels d'obstétrique. Une conduite générale simple permet d'éviter l'essentiel des violences obstétricales : toujours expliquer les actes thérapeutiques et les conditions de leur réalisation. Cela permet de s'assurer du consentement éclairé de la patiente. De manière générale, il ne faut pas sous-estimer l'impact du comportement des soignants, de leurs mots et de leurs gestes, qui peuvent insécuriser et faire souffrir certaines patientes à un moment où elles sont particulièrement vulnérables.

Ce surcroît de stress peut affecter la relation initiale mère-bébé. Les angoisses resurgissent parfois également pour la grossesse suivante. La grande majorité des soignants de notre spécialité sont bienveillants. Ils œuvrent à ce que les femmes gardent un souvenir heureux de leur accouchement. C'est le sens de leur vocation.

De même que la grossesse ne fait pas disparaître la richesse et la complexité de la personnalité de chacune, de même les soignants restent des humains, qu'il convient d'appréhender comme tels, avec leurs forces et leurs faiblesses. Ils peuvent souffrir de conditions de travail difficiles, de réductions de postes, d'une faible reconnaissance des métiers du soin du fait de la quête illusoire de la rentabilité des établissements de santé qui se transforment en usines.

L'obstétrique est une spécialité en mouvement depuis plusieurs décennies. La demande des sages-femmes est de pouvoir appliquer le slogan « une femme – une sage-femme », demande incompatible avec le système actuel.

De nombreux progrès ont été réalisés dans la relation patient-soignant. Les écoles et les facultés de maïeutique insistent auprès des étudiantes et des étudiants sur l'importance de l'écoute. Ils s'exercent grâce à des jeux de rôle ou en commentant de courts films caricaturaux à visée didactique. Les violences obstétricales sont vouées à disparaître. Elles sont le résidu de pratiques insensibles et verticales d'une autre époque, comme la limitation des contacts avec le bébé ou l'éloignement du père. Je visitais récemment une maternité à Moscou, dans laquelle les pères doivent attendre longuement, confinés dans une pièce enfumée, avant de voir apparaître sur un écran de télévision leur bébé emmailloté très étroitement, comme c'est l'usage dans les pays de l'est de l'Europe. Tout cela est d'un autre temps.

Beaucoup de choses ont été faites pour favoriser le développement du lien précoce avec le bébé : les salles « nature », l'hospitalisation « kangourou », le choix de l'allaitement… Cette demande de lien est importante. Mais la demande de respect doit également être entendue. Les directions d'unités de maternité doivent diffuser une culture d'écoute. Certains établissements proposent aux accouchées en souffrance un espace pour parler librement, avec ou sans psychologue modérateur. Des services exigent que le professionnel ayant réalisé l'accouchement reste en contact avec la jeune mère pendant au moins vingt-quatre heures, physiquement ou par téléphone, pour s'assurer qu'elle trouve des réponses à ses questions. Beaucoup de femmes demandent à être suivies par une seule et même personne. La réduction du nombre d'intervenants au cours de l'accouchement serait souhaitable, mais l'organisation du temps de travail ne le permet que rarement.

Les soignants doivent progresser pour rester bienveillants tout en étant efficaces, mais les patientes doivent faire l'effort de s'informer en amont de ce qui les attend, dans une démarche proactive. Des réunions sont organisées régulièrement par les maternités avec une sage-femme, un pédiatre et un anesthésiste, décrivant le mode de fonctionnement de la maternité. On y obtient un certain nombre de réponses importantes et l'on profite des questions des autres – essentiellement des hommes. Trop peu de couples se saisissent aujourd'hui de cette opportunité. Dans ce cas, il est injuste de se plaindre du manque de dialogue avec l'établissement.

Par ailleurs, les cours de préparation à la naissance permettent d'aborder les différents cas de figure plus personnels. C'est durant la grossesse, de manière plus apaisée que le jour de l'accouchement, que l'on doit discuter des principes à respecter si la situation se complique. Cela n'empêche pas d'expliquer, le jour J, ce que l'on va faire et pourquoi on va le faire.

Une meilleure communication permettra de rétablir la confiance et de se concentrer sur les émotions du moment. Dans les conversations entre amis, l'accouchement est un sujet qui suscite souvent de nombreuses réactions et de longs échanges d'expériences. Les pires souvenirs côtoient alors les plus belles histoires.

CHAPITRE 16

Où accoucher ?

En France, subsistent quelques centaines d'accouchements inopinés par an, c'est-à-dire en dehors de l'endroit choisi, que ce soit au domicile des personnes, dans un escalier ou dans une voiture. Le Samu ou les pompiers sont alors appelés en urgence. Parfois, l'accouchement a lieu à quelques mètres du but.

Dans mon bureau de l'hôpital Foch de Suresnes, où je consulte, j'ai entendu il y a quelque temps les cris d'une femme se tenant le ventre de douleur dans le couloir. L'appuyant contre le mur, je pus recueillir le bébé qu'elle était en train d'expulser, affolée. Je lui plaçai l'enfant dans les bras, le cordon encore battant.

Ces épisodes sont rares. Ils surviennent soit totalement par surprise, soit en raison d'un départ trop tardif à la maternité, éventuellement aggravé par des problèmes liés aux transports si la maternité se trouve loin du domicile.

En 1998, il y avait 800 maternités actives. On compte aujourd'hui 491 maternités, avec une très forte augmentation du taux d'utilisation des lits. La fermeture des petites maternités est toujours cause de beaucoup d'émoi pour la population. Bitche, Péronne ou Méru sont des localités qui résonnent pour moi comme autant de slogans hostiles lorsque je m'y suis rendu. Les comités de soutien pour le maintien de maternités locales y étaient particulièrement actifs quand, en tant que conseiller du ministre de la Santé Bernard Kouchner à la fin des années 1990, je devais porter la parole d'un changement nécessaire. Ces établissements n'avaient plus les moyens de maintenir un personnel qualifié disponible vingt-quatre heures sur vingt-quatre (à savoir un obstétricien, un pédiatre et un anesthésiste) et réalisaient en moyenne un accouchement par jour.

Dans ce cas, la mise en réseau est la seule réponse à apporter aux femmes enceintes. Les petites maternités doivent évoluer en centres périnataux de proximité, consacrés aux consultations prénatales et postnatales, et disposer d'un dossier partagé avec la maternité où la patiente a choisi d'accoucher. Elle n'a vocation à y rester que deux à trois jours avant de revenir à son domicile et d'être reprise en charge par une équipe locale en ambulatoire. Cela me paraît être la seule solution viable. Elle doit cependant être construite en concertation avec le personnel médical et les usagers du territoire concerné. Cela nécessite aussi une certaine fluidité entre les établissements de santé d'une même région afin que le type de maternité, plus ou moins médicalisée, corresponde au type de grossesse, physiologique ou à risque.

Le premier jour de mon premier stage d'internat, dans un hôpital du nord de Paris, mon chef m'appela pour que je l'aide à réaliser une césarienne pour des jumeaux prématurés. Les petites créatures, de 800 grammes environ, furent rapidement extraites. À ma grande surprise, ils furent posés, suffocants, à même le carrelage de la paillasse adjacente. Mon patron trépignait et tapait du pied. « Mais que fait-il ? Appelez-le vite », criait-il. Quelques instants plus tard entrait non pas un réanimateur néonatal – il n'y en avait pas encore dans cet hôpital – mais le curé. Ces petits étaient en train de mourir, il venait leur porter l'extrême-onction. Je me rendais compte, par la même occasion, que l'obstétrique devait encore beaucoup évoluer. Peu de temps après, je rencontrai le professeur Émile Papiernik, à l'hôpital Antoire-Béclère de Clamart. Il prônait une obstétrique humaine et moderne. C'est avec son équipe, qui allait innover dans plusieurs domaines de la spécialité, que j'ai développé ma pratique d'accoucheur et de gynécologue.

Quelques années plus tard, j'ai participé, en tant que conseiller au ministère de la Santé, à l'élaboration des prémices du « plan périnatalité 2005-2007 », qui visait à réorganiser l'offre de soins. Les maternités sont depuis classées en trois types, I, II ou III selon le degré de spécialisation de la prise en charge du nouveau-né.

Quelle est la maternité la mieux adaptée ? Il y a des maternités plus ou moins médicalisées dans la prise en charge des nouveau-nés. Un bébé né très prématurément, avant trente-deux semaines ou pesant moins de 1 500 grammes, a besoin d'un niveau de soins et de surveillance que seule une unité de réanimation néonatale peut assurer dans de bonnes conditions. Inversement, dans neuf cas sur dix, il n'y a pas besoin d'une prise en charge pédiatrique spécifique. Est-il nécessaire, dans ce cas, de disposer d'une maternité spécialisée de type III, voire d'une unité de chirurgie néonatale ? Préférer systématiquement une maternité de type III serait une fausse assurance et la future mère préférera probablement être accompagnée par une équipe attentive et disponible qui ne sera pas dérangée à tout bout de champ par une situation urgente ou dramatique dans la chambre d'à côté. Dans ce cas, elle doit choisir une maternité de type I.

Encore fallait-il bien définir le profil des maternités et assurer une bonne liaison entre elles. Il était nécessaire de s'assurer que, en cas de nécessité, la patiente puisse être transférée dans l'établissement adapté à son cas et que l'on ne constate plus de « rétentions » de patientes par la clinique d'origine, pour des raisons tenant à l'ego ou aux finances de l'établissement public ou privé. Afin de faciliter l'orientation des patientes enceintes selon les nécessités médicales, j'ai créé en septembre 1998 la première cellule de transfert *in utero*, située à l'hôpital Antoine-Béclère, mais ayant toute l'Île-de-France pour rayon d'action. Sauf urgence, il vaut mieux transférer la femme enceinte si son bébé a des problèmes *in utero*. Cela permet que la prise en charge se fasse sans délai dès la naissance et d'éviter un transfert du bébé après la naissance avec, en outre, une séparation inopportune de la mère et de l'enfant. J'ai obtenu, pour ce projet, plusieurs postes de sages-femmes assurant une continuité du service pour répondre à toutes les demandes de transfert provenant de maternités publiques ou privées à la recherche d'un point de chute pour leurs patientes. Le transfert *in utero* ne se fait pas nécessairement vers une maternité de type III, mais vers le type d'établissement le plus adapté à l'âge gestationnel et à la pathologie maternelle ou fœtale. Sont également pris en compte le niveau d'urgence et les places disponibles – qui constituent, souvent, le principal obstacle.

Plus de vingt ans après, cette cellule continue à fonctionner et, mieux encore, d'autres ont vu le jour dans d'autres régions : Centre-Val-de-Loire, Auvergne-Rhône-Alpes, Occitanie, etc. C'est un pas de plus vers une collaboration en réseau de périnatalité. Les maternités d'une région donnée peuvent ainsi, quel que soit leur statut, répondre aux besoins des patientes et de leur bébé – même si, bien entendu, il est préférable pour tout le monde que l'accouchement ait lieu à l'endroit prévu et là où les contacts ont été pris.

De nombreuses maternités disposent aujourd'hui d'une unité « kangourou ». Unités d'hospitalisation pour mère et enfant, elles accueillent celles dont les nouveau-nés nécessitent des soins préventifs ou curatifs. C'est en 1978 à Bogota, en Colombie, que des pédiatres confrontés à un déficit de matériel et de personnel pour prendre en charge des nouveau-nés prématurés, s'inspirent des marsupiaux, chez qui la mère joue le rôle de couveuse. Ils proposent le portage du bébé, peau contre peau, sur la poitrine de la mère (ou d'un autre membre de la famille). La particularité d'une unité « kangourou » tient à ce que la couveuse est installée dans la chambre de la mère et que les soins de l'enfant y sont réalisés en présence de celle-ci. Cela permet de ne pas séparer la mère de l'enfant qui a besoin de soins, comme c'était l'usage auparavant. Ce sont les pédiatres de l'hôpital Antoine-Béclère, le docteur Michel Vial, le professeur Michel Dehan et le professeur Jean-Claude Gabilan, qui ont créé la première unité « kangourou » en France. Elles se sont multipliées depuis.

Depuis plusieurs années sont apparus un certain nombre de labels pour les maternités, comme « maternité amie des bébés » qui récompense la promotion de l'allaitement maternel, ou tout récemment « maternité bientraitante » pour le respect des critères d'information et la lutte contre les violences obstétricales. Quelques journaux proposent, une fois par an, un palmarès général des maternités. Ces classements sont, à mes yeux, très discutables, car ils mettent sur le même plan des pratiques médicales et des éléments de confort relevant de l'hôtellerie. Ils sont donc très loin de donner une image pertinente de l'établissement. Ce qui compte, dans le choix d'une maternité, c'est la perception d'être bien traitée par un personnel empathique, disponible et à l'écoute, de disposer d'informations de qualité (pourcentage d'épisiotomies, de césariennes, etc.) et de réponses aux questions que l'on se pose, et de recevoir un accueil favorable à son projet de naissance, que l'on remet par écrit à l'équipe médicale.

De plus en plus de professionnels de la naissance prennent conscience que beaucoup de futures mères souhaitent mettre au monde leur enfant dans un environnement sécurisé mais raisonnablement médicalisé. Avec la reconnaissance croissante du rôle des pédiatres dans les maternités, le nouveau-né n'est plus un passager clandestin pour l'administration et la Sécurité sociale. L'ambiance des salles de naissance a beaucoup changé. En respectant les règles de surveillance et de sécurité, il est aujourd'hui possible de disposer de lumières tamisées, de parler sans crier, de demander des explications pour tous les gestes médicaux, de respecter en toutes choses le consentement de la mère, de choisir et de varier ses positions pendant le travail et de réaliser les soins du bébé directement dans la salle de naissance.

Un certain nombre de maternités ont ainsi créé des salles « nature » ou des pôles physiologiques. Ce sont des espaces consacrés à la phase de travail pour aider les futures mères à mieux supporter leurs contractions. Elles y trouvent des baignoires ou des jacuzzis, des lianes en tissu pour se suspendre et s'étirer, des ballons de gymnastique, des gros coussins propices à la relaxation ou une estrade pour se mettre dans n'importe quelle position.

Les positions de l'accouchement peuvent d'ailleurs être très variées et différentes de celles proposées par

François Mauriceau en 1668, qui a imposé le lit d'accouchement à l'horizontale. Le principal intérêt de cette méthode était de permettre un accès plus aisé au périnée, facilitant l'intervention des obstétriciens (qui remplaçaient peu à peu les sages-femmes) et l'utilisation de leurs instruments, dont les fameux forceps. Mais cette position ne favorise pas la physiologie de l'accouchement, car elle limite la mobilisation du bassin et du sacrum. Dès lors, de nombreuses sages-femmes proposent des positions alternatives, plus verticales, comme la position assise ou accroupie ou, à l'inverse, horizontales, à quatre pattes ou sur le côté. Les sages-femmes qui exercent dans les salles « nature » transmettent leurs façons de faire à toute l'équipe. On peut les voir en salle de naissance adapter la position gynécologique classique, pour diminuer l'hyperlordose (c'est-à-dire le creux des reins) du fait de l'hyperfléchissement des cuisses sur le bassin, en recourant par exemple à une position accroupie-couchée qui contribue à l'engagement de l'enfant.

À la différence de l'Allemagne, des Pays-Bas, de la Suisse ou du Canada, la France a eu du mal à adopter le modèle des maisons de naissance. Dès les années 2000, parallèlement à la classification des maternités (type I, II ou III), j'ai défendu avec des leaders sages-femmes au sein de la Commission nationale de la naissance le principe de pouvoir amener la maison à la maternité. Ce n'est que le 6 décembre 2013 qu'a été autorisée en France, après une longue bataille et à titre expérimental, la mise en place de quelques maisons de naissance.

Il s'agit d'un lieu de naissance qui ressemble à une chambre d'hôtel ou une chambre personnelle. Les maisons de naissance sont des structures autonomes sous la responsabilité exclusive des sages-femmes qui pratiquent un accompagnement global. Cela permet aux femmes qui ont une grossesse peu risquée de bénéficier de l'accompagnement personnalisé d'une sage-femme pendant toute la grossesse, au cours de l'accouchement et après.

Afin de répondre aux craintes liées à un manque de sécurité, j'ai insisté pour que la maison de naissance soit attenante à la maternité classique partenaire – comme je l'avais vu en Australie dans le service où j'ai fait mon apprentissage de la fécondation *in vitro* en 1980. En cas de nécessité (dans 10 % des cas environ), il suffit donc de pousser une porte pour que l'équipe médicale de la maternité prenne le relais. Tout dépend du niveau de risque de la grossesse, de la disponibilité d'un tel lieu et, bien sûr, du choix de la parturiente et de son conjoint. Neuf maisons de naissance ont ainsi été autorisées pour une période de cinq ans. Du fait des résultats positifs obtenus, les députés ont adopté le 23 octobre 2020 un texte en faveur de leur développement. Il prévoit notamment la création de douze structures supplémentaires d'ici 2022 à 2023.

L'offre de soins en obstétrique s'est diversifiée. Elle va de la prise en charge ultra-médicalisée, lorsque cela est nécessaire, à l'organisation presque « comme à la maison » pour un accouchement naturel.

CHAPITRE 17

Les rituels d'hier et d'aujourd'hui

À peine né et dès les premiers instants d'intimité, le visage du bébé peut évoquer à son père ou sa mère une image du passé, une ressemblance avec un ancien, vivant ou disparu.

Dans certaines régions du monde, on considère que le nouveau-né est une réincarnation et qu'il vient du pays des ancêtres. La plus grande crainte des parents est qu'il y retourne. Cela explique le développement de rituels plus ou moins cachés. Encore à notre époque, ils permettent de rassurer l'enfant et de le convaincre de rejoindre la vie terrestre. Ces pratiques, qui ont traversé tant de générations, varient selon l'environnement, la culture et l'histoire personnelle. Avec ces coutumes, on cherche à protéger la mère et l'enfant et à favoriser de bonnes conditions pour la naissance. Des prières, des objets sacrés, des onguents ou des huiles chargées de paroles secrètes participent parfois de ces rites.

Il était d'usage, dans les campagnes françaises du Moyen Âge, de fermer toutes les portes pour empêcher les sorcières ou génies maléfiques d'entrer dans la maison. Parallèlement, il fallait tout ouvrir à l'intérieur du foyer et dénouer tout ce qui était serré, ceintures, bracelets, cheveux, cordelettes, pour faciliter la venue au monde.

Jacques Gélis, Lise Bartoli et Marie-France Morel ont rapporté de nombreuses histoires sur les protections symboliques : en Asie centrale, la patte d'ours séchée pour frotter le ventre de la mère ; en Turquie, les coquilles d'œuf à avaler pour précipiter la venue de l'enfant – assimilé au poussin ; ailleurs, la recherche d'une rose de Jéricho, dont les pétales s'épanouissent au contact de l'eau et dont la seule présence faciliterait la dilatation des muscles. Parfois, une couleur spécifique était recommandée. Au Maroc, on faisait par exemple venir de grandes tentures et étoffes rouges. D'autres fois, l'on recourait aux images pieuses ou aux talismans. Tout ce qui était de nature à compromettre, physiquement ou métaphoriquement, la venue de l'enfant était proscrit, comme une nourriture trop épaisse et étouffante ou des plantes dont les feuilles ou les racines ont tendance à s'enrouler, suggérant l'étranglement.

Dans certains pays d'Afrique et d'Asie, il arrive que les femmes enceintes mangent de la terre afin que le bébé reconnaisse son origine, ou de l'argile pour l'aider à mieux glisser dans l'utérus. Il y a encore peu de temps, on pouvait trouver au marché d'Aligre, dans le XIIe arrondissement de Paris, des étals avec des terres exotiques à vendre.

Chaque civilisation a ses propres règles culinaires

liées à l'accouchement. En Chine, certaines femmes recommandent de manger du poulet tous les jours. Au Soudan c'est du poivre noir, pour que le bébé ait des grains de beauté. Au Maroc, les parturientes ingèrent parfois des bouts de papier sur lesquels sont inscrits des versets du Coran.

Au Moyen Âge, au moment de l'accouchement, certaines matrones attachaient à la cuisse de la femme des « pierres à enfanter » pour attirer l'enfant, ou des bézoards (corps étranger que l'on trouve dans l'estomac des humains et des animaux). Pour favoriser la descente, la position verticale soutenue par deux personnes était la plus couramment pratiquée. Il arrivait également que la femme se mette à genoux, accroupie ou à quatre pattes. Plus tard apparaît la selle d'accouchement à trois pieds, puis la table d'accouchement, qui est progressivement inclinée et à laquelle on ajoute des étriers à partir du XVIe siècle.

Les usages restent aussi variés que les cultures. Dans certaines tribus d'Amazonie, les femmes s'arc-boutent contre un arbre et accouchent debout. En cas de difficultés persistantes en Inde, on casse une jarre contenant des céréales pour hâter la sortie du bébé. D'autres pratiques sont également assez symboliques, comme par exemple d'accoucher en dehors de chez soi, que ce soit à l'étable au milieu des bêtes, dans un endroit spécialement aménagé ou bien même isolé dans la forêt. Comme si le lieu de la naissance devait être pur, loin des conflits de la maisonnée ou de la vie intime.

Les maternités contemporaines, créées au XIXe siècle en Occident, gardent-elles cette dimension sacrée et rituelle ? Si la protection est aujourd'hui surtout médicale, il arrive qu'un tissu de traditions demeure. Je me souviens en particulier d'une scène étonnante. Étant extrêmement préoccupé par le ralentissement du rythme cardiaque d'un bébé *in utero*, j'informai sa jeune mère, d'origine africaine, de la nécessité de réaliser une césarienne. Elle m'opposa un refus catégorique et obstiné malgré toutes mes explications. Quelqu'un me proposa alors de prendre contact avec son marabout. Deux heures plus tard et après un long trajet en bus, un grand homme en robe bleue, vêtu à la touareg, se présentait à l'hôpital de Clamart, où j'officiais. Je lui expliquai la situation, sans le faire entrer dans la salle de naissance. Mais dans l'entrebâillement de la porte, l'homme pouvait s'adresser directement à la jeune femme. Il suffit d'une seule phrase, prononcée avec force en langue wolof, pour que la jeune femme accepte. Nous pûmes la conduire au bloc opératoire immédiatement. J'ignorais la portée des propos de cet homme, mais il avait réussi à la faire changer d'avis.

Quoique peut-être plus intériorisées, les demandes de grâce, d'aide, les promesses, les prières en tout genre pendant le travail sont encore assez présentes dans nos maternités, plus ou moins secrètement. La musique a fait son apparition. Chaque morceau peut être un voyage pour qui sait l'écouter. J'avais fait installer à l'hôpital de Clamart des haut-parleurs dans chaque salle de naissance, laissant aux parents le choix d'écouter ou non de la musique.

Avec la « méthode » Leboyer, donner un bain à l'enfant, le cordon à peine coupé, est devenu un passage presque obligé pour le futur père. De même, la mise au sein, censée stimuler le colostrum avant la montée de lait, est quasi immédiate, ainsi que le contact peau à peau.

Dans certaines régions d'Afrique, on a recours à des comportements pour le moins originaux pour protéger le nouveau-né des mauvais génies : ne pas le nommer immédiatement, ne pas s'émerveiller de sa beauté, ne l'appeler que par des mots répugnants (« crapaud », « crotte », et j'en passe), ou encore l'habiller en fille si c'est un garçon, pour que les sorciers aient moins de prise sur lui.

D'autres coutumes ancestrales persistent, comme celle de planter un arbre dès la naissance de l'enfant pour perpétuer la souche familiale. C'est d'ailleurs au pied d'un arbre que le placenta a longtemps été enterré dans de nombreuses civilisations. Le placenta était considéré comme le double protecteur de l'enfant, un peu comme le *ka* de l'Égypte antique, force vitale et double spirituel de chaque être humain. Le placenta devait donc être correctement traité, pour le bien du bébé et celui de la mère. Au Moyen Âge en Europe, il arrivait parfois que l'on fasse un bouillon pour l'accouchée avec un morceau de placenta, pour que l'allaitement se passe bien. On pouvait également enterrer, sécher ou coudre un morceau de cordon ombilical dans le berceau ou dans le vêtement d'un garçon pour lui porter chance. Chez les Bambaras au Mali, il est encore aujourd'hui enfermé dans un sachet que le bébé porte au cou. Au Japon, même dans les établissements hospitaliers, on remet à la mère le cordon ombilical lorsqu'elle quitte la maternité. Dans certains pays, le placenta fait toujours l'objet d'un véritable culte et doit être protégé. En Nouvelle-Guinée, il est placé dans un arbre, assez haut, pour éviter qu'il ne soit mangé par les porcs. Ailleurs, il est caché avec précaution pour empêcher qu'une personne malintentionnée ne puisse jeter de mauvais sort au bébé. Le secret est primordial : pour éviter les maléfices, personne ne doit savoir où le placenta a été enfoui. En Polynésie, malgré l'occidentalisation des modes de vie, l'enterrement du placenta sur un terrain familial se pratique toujours. En tahitien, placenta se dit *pu-fenua*, ce qui signifie « noyau de la terre ». Environ une accouchée sur deux emporte le placenta de son enfant à sa sortie de l'hôpital. Ce chiffre serait probablement plus élevé si le transfert des mères depuis les îles éloignées de Tahiti, où elles viennent accoucher, était moins compliqué. Chez les Russes de la basse Volga, le placenta était autrefois enterré dans un petit cercueil avec une poupée de bois pour garantir une longue vie au bébé.

Au XXe siècle, certains commencèrent à attribuer au placenta des vertus de jouvence, particulièrement en cosmétique (pour atténuer les rides, améliorer la qualité des cheveux ou le teint de la peau). Les maternités conservaient alors les placentas dans des congélateurs. En échange d'une aide financière pour les services de l'hôpital, des laboratoires pouvaient en disposer. J'ai connu cette période, à laquelle l'arrivée du sida a mis fin.

Un autre procédé s'est cependant développé parallèlement, avec la conservation non pas du placenta mais de certaines cellules sanguines du cordon. En effet, le sang du cordon ombilical contient de nombreuses cellules souches susceptibles de former par la suite des cellules sanguines. Ces cellules peuvent être utilisées dans le cadre de traitements contre des hémopathies malignes, comme les leucémies ou les lymphomes. Elles permettent de réaliser, nous l'avons dit, des greffes de moelle. Des banques publiques de sang de cordon se sont développées un peu partout dans le monde durant ces trente dernières années. Elles ont permis de greffer plusieurs dizaines de milliers de patients. Ces cellules souches du cordon ne peuvent se différencier que dans la voie de l'hématopoïèse – c'est-à-dire qu'elle ne peuvent fabriquer que des cellules sanguines. Ce sont des cellules souches pluripotentes et non totipotentes qui, elles, seraient capables de reconstituer un organe ou un tissu autre que le sang. Un certain nombre d'officines privées proposent donc, moyennant finances, de conserver les cellules du sang du cordon de l'enfant pour lui-même, au cas où il développerait une maladie du sang dans le futur. Cependant, il n'existe aucune preuve à ce jour de l'efficacité d'une telle méthode. En

France, la conservation privée n'est pas autorisée et toutes les banques sont publiques, suivant les principes de solidarité et d'efficacité.

L'acte de naître s'est toujours situé dans un entre-deux. Entre la vie et la mort. Entre le passé et l'avenir. Entre la tradition et la modernité. L'accouchement est un chaos initial. Comment dès lors ne pas faire appel à l'extraordinaire ? Les rituels sont peut-être moins visibles, mais ils n'ont pas disparu pour autant. Pour peu que nous leur fassions une place dans nos maternités, nous en verrions fleurir la grande variété.

CHAPITRE 18

La place du père

La couvade est un ensemble de rites et de pratiques que les hommes accomplissent pendant la grossesse et l'accouchement des femmes dans de nombreuses cultures et sur tous les continents. Elle est notamment décrite dans certaines communautés antillaises du XVIIIe siècle. Durant la couvade, l'homme prend la place de l'accouchée dans le lit et reçoit les félicitations de la famille tandis que la jeune mère reprend rapidement ses occupations ordinaires.

La paternité ne s'inscrit pas dans le corps de l'homme comme la maternité dans celui de la femme. La désignation en tant que père ne dépend que de la parole de celle-ci. La couvade est-elle une façon de réaffirmer le rôle du père dans la conception de l'enfant ?

Aujourd'hui, des formes atténuées de couvade subsistent. La somatisation masculine en est un bon exemple : douleurs au ventre, fatigues, nausées, etc. Je garde encore le souvenir de ce père, opéré de l'appendicite quelques heures avant l'accouchement de sa femme. Comme cela se passait dans le même hôpital, j'avais accepté qu'il soit présent, à peine réveillé et toujours endolori sur son brancard. Il a pu assister à la naissance de son enfant aux côtés de sa femme en lui tenant la main, toutes douleurs partagées.

La présence masculine le jour de la naissance est une habitude récente et témoigne d'une importante évolution des pratiques.

L'essentiel de l'histoire occidentale s'inscrit dans un cadre de domination patriarcale exacerbée. Les connaissances scientifiques et les usages familiaux ne font pas exception. Avec les théories animalculistes du XVIIe siècle, qui ont longtemps été les seules explications scientifiques de la fécondation, le mâle est prépondérant dans la procréation. La femme est réduite au rôle de marmite à enfant, stimulée par le glorieux spermatozoïde. Le statut du père est encore largement imprégné de l'image du *pater familias* romain, qui avait droit de vie et de mort sur sa progéniture et sur sa femme.

Au XIXe siècle, la famille patriarcale est transformée par la révolution industrielle. L'école pour tous (lois Ferry de 1881-1882) transfère une part de la responsabilité éducative des parents à la société. Les évolutions juridiques donnent progressivement plus de place à l'individu. Les femmes mariées peuvent disposer de leur salaire en 1907 et toutes obtiennent le droit de vote en 1944. Pour les épouses et les enfants, l'émancipation est en marche. Leur place change autant que celle du père, qui n'est plus le seul pourvoyeur des ressources financières du foyer. L'antique puissance paternelle cède progressivement la place à l'autorité parentale partagée, laïcisée et socialisée. La famille devient hypothétique et parfois recomposée. Avec le divorce, l'avenir d'une relation officielle n'est plus acquis. Ce mouvement de fond participe également d'une progression de l'individualisme.

L'image de saint Joseph, présent lors de la Nativité, connaît un intérêt renouvelé. Des tableaux le montrent préparant les bouillies, séchant les langes, fabriquant des jouets à Jésus. Il n'hésite pas à le bercer avec amour. L'importance de cette figure montre qu'une paternité tendre, peut-être plus féminine, était restée présente au fond de chacun et ne demandait qu'à s'épanouir.

Vers les années 1970, une étape décisive de cette évolution de la paternité est franchie avec la présence du père (jusque-là non autorisée) lors de l'accouchement. À partir du 1er juillet 2021, le congé paternité durera désormais vingt-huit jours (dont sept obligatoires). Cette décision consacre la place du père, qui va évoluer vers plus de parité avec son épouse, durant ces fameux « mille premiers jours » cruciaux dans le développement de l'enfant.

Le sentiment de paternité ne se décrète pas ni ne se commande. Il peut éclore avant, pendant ou après la naissance. Avant la naissance, le désir d'être père est parfois public, comme dans les situations d'infertilité, car le parcours de traitement de la stérilité ne peut se faire sans une participation active de l'homme. Son engagement est long et régulièrement réaffirmé, ce qui n'est pas forcément le cas pour les fécondations « naturelles ». Son consentement doit être explicite dans tous les centres de traitement de la stérilité et rien ne peut se décider quant à l'avenir des embryons sans son concours. Cette exigence d'adhésion est d'autant plus nécessaire qu'il doit trouver sa place dans ce processus artificialisé et centré sur la femme.

Depuis les années 1970, le père peut être présent aux consultations gynécologiques de sa femme, assister aux premières échographies et pénétrer dans le saint des saints, la salle d'accouchement. C'était une petite révolution pour l'obstétrique. Je me souviens de l'époque où les hommes n'étaient pas autorisés à pénétrer dans la salle d'accouchement, chasse gardée des blouses blanches. Pourquoi ? Il pourrait tourner de l'œil ou apporter une infection, arguait le maître de lieux – presque toujours un homme. Le manque d'attentions de la part de l'accoucheur relevait parfois du sadisme. Sans ménagement pour le père, il le conviait seulement pour les moments les plus difficiles, au milieu du sang, des larmes, des cris et des déjections. Heureusement, cela a changé.

Les hommes sont également conviés aux séances d'information à la naissance organisées par les maternités. Des groupes de futurs pères se créent parfois pour partager leurs expériences. La participation des hommes à certains types de préparation à la naissance, comme l'haptonomie ou la sophrologie, les rapproche de leurs futurs bébés. Ils sont également plus opérationnels le jour J pour apporter leur assistance. La mère ou la belle-mère, accompagnatrices historiques des parturientes, ont bel et bien été remplacées par le compagnon.

Ce nouveau rôle n'est pas facile à assimiler. Quelques hommes se sentent obligés de faire acte de présence. J'ai dû expliquer à certains qu'ils n'étaient pas forcés d'être présents en permanence pendant les huit à douze heures que dure un premier accouchement, qu'ils pouvaient entrer et sortir, prendre l'air et revenir selon ce qu'ils auraient décidé à deux.

Les futures accouchées peuvent déambuler avec la sage-femme ou le mari, prendre un bain, se relaxer, s'asseoir sur un gros ballon de gymnastique ou s'allonger un moment dans un fauteuil ou sur la table d'accouchement. Tant que le travail est maîtrisé et indolore, elles peuvent choisir une musique, demander de la pénombre, un brumisateur, ou des massages à leur compagnon. Cela donne un sens à leur présence et participe d'un ressenti commun. L'équipe médicale peut surveiller à distance l'évolution de la situation et respecter l'intimité du couple – certains hommes aiment réciter des poèmes, des odes, des prières.

Vient finalement le moment tant attendu où la famille s'agrandit.

La démocratisation des téléphones portables permet aux proches d'être associés à l'attente. L'objectif photographique peut aussi donner au père une certaine contenance. Je me souviens d'un célèbre metteur en scène souhaitant filmer la naissance de son enfant. Caméra au poing dans la salle d'accouchement, ses images furent floues car le réalisateur avait cédé la place au père envahi par les émotions.

Aujourd'hui, le futur père se place en général près du visage de sa compagne. Il lui tient parfois les épaules ou la tête lorsqu'elle est en plein effort pour aider l'enfant à sortir. Il dispose alors d'une vision en plongée, sous le même angle que sa femme. Ils découvrent ensemble la tête, les bras, les mains de ce bébé qu'ils peuvent prendre dans leurs bras. Une sage-femme place son petit corps chaud et humide contre la poitrine maternelle.

Tout se déroule très vite. Les futurs parents vivent un moment difficile à décrire. Ils ont le sentiment que, si rien ne sera plus jamais comme avant, tout reste à écrire. Les yeux du couple sont le reflet de cet instant. Les secousses et les larmes ne sont plus seulement pour la mère – encore une nouveauté. Ce moment de partage se fait côte à côte ; sous le choc et fascinés, ils ne peuvent se regarder. Seules les blouses blanches ou roses présentes dans la pièce peuvent, s'ils ont la fibre sensible et l'esprit disponible, témoigner de cet instant fugace où tout bascule dans leur regard.

Geste symbolique s'il en est, c'est de plus en plus souvent le père qui coupe le cordon ombilical. Très ému, il rompt le lien qui unit le bébé au placenta.

C'est un acte marquant de cette nouvelle paternité. Il touche le bébé, le baigne ou le berce sous l'œil complice de la jeune accouchée. Incombent bientôt à ce « papa poule » le portage, le pouponnage, les langes et les biberons nocturnes. Les hommes qui le souhaitent peuvent développer leur part « féminine ». Ils s'épanouissent loin du refus freudien de la féminité qui susciterait, selon le père de la psychanalyse, une angoisse de castration. Les nouveaux pères s'appuient sur leurs deux jambes encore chancelantes et trouvent leur équilibre. C'est une pratique récente et fragile et il n'y a pas de modèle figé : c'est au couple de décider des modalités de sa participation. Certains pères ne souhaitent pas assister à l'accouchement et il faut aussi le reconnaître et l'accepter.

Le sentiment de paternité n'apparaît pas nécessairement lors de l'accouchement. Il peut le précéder, l'accompagner ou se développer plusieurs jours ou mois plus tard. L'omniprésence du nouveau-né auprès de la mère peut entraîner de l'incompréhension ou du rejet chez le partenaire. Quelques hommes quittent le foyer familial durant cette période cruciale. Il me semble que la tendresse du père est souvent suscitée ou accrue par les premiers contacts physiques, les premiers échanges sonores ou visuels avec le bébé. Mais rien n'est jamais acquis : on peut être parent et faillir, ne pas l'avoir été et savoir le devenir.

La femme parle toujours de « mon accouchement », pas de « notre accouchement ». L'homme est en quelque sorte invité, sa présence aimante peut être nécessaire, mais il y aura toujours une part de solitude féminine dans cette révolution qui fait qu'une femme devient mère.

Beaucoup de femmes souhaitent conserver les prérogatives historiquement féminines. Les partager, oui, mais les abandonner, non. Certains hommes voudraient pouvoir enfanter et entretiennent ces fantasmes. Cela n'est pas sans rappeler la création d'Ève à partir d'une côte d'Adam, le surgissement d'Athéna du crâne de Zeus et de Dionysos par sa cuisse. Freud raconte le cas de Daniel Paul Schreber, président de chambre à la cour d'appel de Dresde, convaincu d'entretenir une relation privilégiée avec Dieu et persuadé qu'une fois changé en femme, il pourrait être à l'origine d'une nouvelle humanité. Certains ont dépassé le fantasme, comme Thomas Beatie ou Trystan Reese, premiers hommes enceints. Il s'agissait cependant d'individus transsexuels qui avaient conservé leurs organes reproductifs féminins. Ils ont eu recours à des fécondations *in vitro*. Demain, la greffe d'utérus pourrait théoriquement être réalisée chez l'homme. Si cela est techniquement faisable, cette pratique susciterait à juste titre un certain nombre de questions éthiques.

Ces situations exceptionnelles ne sauraient occulter les progrès importants accomplis dans la représentation du rôle de l'homme et du lien affectif. Les hommes peuvent se montrer délicats et affectueux avec leur bébé sans amoindrir leur masculinité. La présence du père est fondamentale pour le bébé. Il ouvre son regard sur le monde quand celui-ci ne voit que sa mère. Il peut ressentir le plaisir de participer, par son affection, au développement d'une vie équilibrée dont il est également responsable.

CHAPITRE 19

Césarienne

La césarienne est proposée à la femme enceinte lorsque les conditions ne sont pas favorables, pour elle ou l'enfant, à un accouchement par les voies naturelles. C'est une intervention chirurgicale qui repose sur une incision de l'abdomen et du muscle utérin. Elle est pratiquée depuis des millénaires. Mais pendant longtemps, il s'agissait surtout de sauver le bébé *in extremis* lorsque la mère agonisait – ou était déjà morte.

Le code d'Hammourabi, corpus de lois babyloniennes découvert sur une stèle en 1901 à Suse (Iran), rapporte une naissance par césarienne dix-sept siècles avant notre ère. Le Talmud évoque des césariennes sur des femmes vivant au IIe siècle avant Jésus-Christ. Au XIIe siècle de notre ère, le théologien Maïmonide ne comprend pas qu'une femme ayant subi une césarienne puisse de nouveau être enceinte et accoucher. En Occident chrétien, on parle alors de *sectio in mortua*, section sur femme morte. La césarienne *post mortem* était nécessaire afin d'extraire l'enfant pour le baptiser et assurer son salut. C'était une obligation dans le code Justinien (VIe siècle).

Jules César est-il né par césarienne ? C'est ce que dit la tradition populaire et c'est ainsi qu'on a longtemps interprété les mots de Pline l'Ancien : « Les enfants dont les mères meurent en leur donnant le jour naissent sous de meilleurs auspices : c'est ainsi que naquit Scipion l'Africain l'ancien, et le premier des Césars, ainsi nommé de l'opération césarienne qu'on fit à sa mère » (*Histoire naturelle*, livre VII, 77 après J.-C.). Il est cependant plus vraisemblable que le terme vienne du latin *caedere*, qui signifie « couper ». Le premier témoignage connu d'une opération réussie sur une femme vivant en Europe date de 1582, plus de quatre-vingts ans après qu'elle a été réalisée. En 1500, l'éleveur de porcs suisse Jacob Nüfer aurait sollicité l'autorisation d'accoucher sa femme de cette manière. Treize sages-femmes et plusieurs médecins avaient essayé de l'accoucher par les voies naturelles, en vain. Il y serait parvenu et aurait réitéré sa prouesse, puisqu'il eut, en tout, six enfants dont deux jumeaux. Mais l'authenticité de cette histoire est aujourd'hui remise en cause. Certains considèrent qu'il s'agissait d'un accouchement abdominal, c'est-à-dire en dehors de l'utérus. D'ordinaire, les grossesses extra-utérines conduisent à des catastrophes comme des chocs hémorragiques. Mais il m'est arrivé, avant que l'échographie ne devienne performante et devant des contractions douloureuses inefficaces, de décider une césarienne et d'avoir la surprise de trouver l'enfant à l'extérieur de l'utérus. La trompe s'était rompue, l'embryon avait trouvé de quoi se développer. Le bébé était dans sa poche amniotique, sans aucune autre protection. Une fois extrait, je me souviens de l'avoir vu prendre une grande inspiration au contact de l'air.

Au Moyen Âge, l'incision pouvait se concevoir, mais pas la suture du muscle utérin, qui provoquait de graves hémorragies (à moins qu'une rétraction musculaire suffisante ait permis de tarir le saignement). C'était la « césarienne du désespoir », nous dit Jacques Gélis dans *La Sage-femme ou le médecin*. Les médecins s'opposaient donc sur cette technique : c'est la dispute des césariens et des anti-césariens, qui dura jusqu'au XIXe siècle. En 1769, le chirurgien français Jean Lebas tente une suture au fil de soie de l'incision du muscle utérin. Au XIXe siècle, certains pensèrent avoir trouvé une solution, en terminant la césarienne par une hystérectomie, c'est-à-dire l'ablation de l'utérus. Cela diminuait les hémorragies et les infections. Mais la mortalité restait élevée (autour de 50 %). En 1882, la méthode de suture est améliorée par l'Allemand Max Sänger, ramenant la mortalité à 10 % au début du XXe siècle.

La césarienne moderne a moins d'un siècle. La technique chirurgicale a progressivement été codifiée. L'avènement des antibiotiques et l'amélioration de l'hygiène hospitalière ont permis une baisse importante des infections et des complications. La césarienne abdominale consiste en une incision de la peau pour atteindre le péritoine (membrane qui entoure les viscères) puis la cavité abdominale, où se trouve le muscle utérin. L'incision était à l'origine réalisée verticalement, du nombril au pubis, mais elle laissait une grande cicatrice disgracieuse. Aussi a-t-elle été remplacée par une entaille horizontale au-dessus du pubis, cachée par les sous-vêtements. Le docteur Richard Stark a apporté des modifications à la méthode classique il y a quelques années. On ouvre toujours la peau au bistouri, mais le reste de l'intervention se fait presque uniquement à main gantée. On écarte les muscles plutôt que de les couper. On étire le péritoine pour entrer à l'intérieur. Il suffit alors de moucheter l'utérus puis d'agrandir l'ouverture avec deux doigts. Cela permet de diminuer les saignements. Cette technique manuelle est moins traumatisante et plus rapide. L'enfant peut être extrait en trois minutes. Il passe ensuite de mains en mains, du chirurgien à la sage-femme, de la sage-femme aux parents, placés derrière le grand champ opératoire. Alors que le bébé fait connaissance avec son père et sa mère, le chirurgien retire le placenta, suture le muscle et referme l'incision initiale. Tout cela prend une trentaine de minutes. Quelle que soit la technique utilisée (agrafes ou fils, avec ou sans surjet), la cicatrice est peu visible, surtout si elle se trouve dans un pli du ventre. Certaines femmes cicatrisent moins bien et ont des boursouflures, qui pourront toutefois se corriger grâce à la chirurgie plastique.

La grande majorité des césariennes se passent aujourd'hui sous anesthésie péridurale. La femme est consciente et on peut parler avec elle. Elle peut vivre le moment. Son conjoint peut l'accompagner (avec les précautions d'asepsie d'usage). Lorsque j'ai réalisé ma première césarienne sous péridurale, c'était un petit événement. Mes confrères avaient l'habitude d'opérer des femmes endormies et, partant, de trouver un bébé en léthargie – ce dernier recevait indirectement une dose de produit anesthésique. Il fallait s'assurer que cela était bien lié à la médication et non à son état de santé.

Si la cause de la césarienne est permanente (comme l'étroitesse du bassin par exemple), il faudra renouveler l'intervention à chaque accouchement. Si la nécessité est ponctuelle (comme pour une présentation en siège, une grossesse gémellaire ou des troubles de la croissance fœtale), une voie basse pourra être envisagée pour les grossesses suivantes. L'expression « césarienne un jour, césarienne toujours » n'est donc pas correcte. L'obstétricien peut éventuellement contrôler la solidité de la cicatrice utérine par échographie. Une fois la femme enceinte, il vérifie si le placenta n'est pas inséré dans la cicatrice. On estime qu'on peut pratiquer sans difficulté majeure trois ou quatre césariennes chez la même femme.

Le pourcentage de naissances par césarienne est en augmentation (environ 20 %). Une bonne partie des césariennes se déroulent en urgence, lorsque l'accouchement par voie basse se complique (troubles cardiaques du bébé, blocages mécaniques, épuisement du travail sans dilatation du col, hémorragies, etc.). Un accouchement comprend toujours une part d'incertitude, même quand la surveillance anténatale a été respectée. Si une anesthésie péridurale est déjà en place, il suffit de réaliser une injection supplémentaire et de mettre en place un champ opératoire.

Beaucoup de césariennes ne sont cependant pas des surprises et des éléments permettent de les anticiper. Difficultés rencontrées lors d'un accouchement précédent, position transversale de l'enfant, bassin osseux particulier, bébé ayant un poids trop faible (inférieur à 2,5 kilos) ou trop important (supérieur à 4 kilos), hypertension artérielle, poussée d'herpès ou encore diabète : de nombreuses situations amènent à proposer une césarienne. Elle est généralement programmée à la trente-neuvième semaine d'aménorrhée, soit deux semaines avant le terme théorique, afin de ne pas être surpris par une mise en route spontanée du travail. Une date plus précoce entraînerait un risque de prématurité.

Même si les risques liés à l'anesthésie et au geste chirurgical ont largement diminué, la césarienne reste réservée en France à des indications médicales dont le bénéfice est reconnu. Cependant, de plus en plus de femmes le demandent. Dans certains pays (États-Unis, Brésil, Hong-Kong), la césarienne de « convenance » est devenue une modalité d'accouchement comme une autre. Le droit des patients à choisir leur traitement (dans la mesure où celui-ci n'est pas contraire à la morale ou aux politiques publiques) fait qu'il est difficile pour un médecin de refuser de pratiquer l'acte, qui n'est pas plus dangereux qu'un accouchement par voie basse. Si les césariennes réalisées en urgence au cours du travail ont un taux de complication non négligeable (du fait du risque d'infection ou du traumatisme du travail inefficace), celles qui sont programmées ne sont pas plus risquées que les accouchements par voie basse.

Les analgésies post-césariennes sont répandues et efficaces. Elles permettent à la jeune femme de reprendre rapidement une activité physique et de sortir de l'hôpital au bout de quatre ou cinq jours, soit un à deux jours plus tard que pour un accouchement par voie basse. L'allaitement n'est pas contre-indiqué.

Le droit à la césarienne est désormais une réalité à prendre en compte. Il faut essayer de comprendre cette demande. Souvent, c'est par peur du travail, des douleurs ou d'altérer sa sexualité. C'est une manière de préserver ce lieu sacré. Beaucoup pensent qu'il vaut mieux avoir une discrète cicatrice sur le pubis qu'une épisiotomie, une déchirure ou un élargissement du vagin (qui peut être à l'origine de l'apparition ultérieure d'un « prolapsus », c'est-à-dire d'une descente d'organes). Certaines craignent pour leurs relations sexuelles futures. Si rien n'est fait pour redonner confiance en l'accouchement naturel (par les cours de préparation ou les rencontres avec les sages-femmes), les césariennes de convenance se multiplieront. Il faut prendre le temps d'écouter les raisons qui sous-tendent cette demande, non pas pour les condamner, mais pour les comprendre. Beaucoup de femmes, une fois rassurées, changent d'avis. D'autres n'en démordent pas : pourquoi ne pas respecter leur choix ?

Le recours excessif à la césarienne témoigne également de préoccupations économiques et d'organisation. La programmation à l'heure près est plus confortable et moins éprouvante pour les soignants. C'est un acte dix fois moins long et plus prévisible qu'un accouchement classique. Le taux de césariennes d'une maternité est le reflet des pratiques médicales et du fonctionnement de l'établissement, pas du nombre de grossesses pathologiques. C'est parfois là où les risques sont les plus faibles qu'on recourt le plus aux césariennes de convenance.

Quelles sont les conséquences de la césarienne pour le nouveau-né ? D'un côté, une belle tête ronde qui n'a pas été écrasée ou chiffonnée en passant par le bassin. De l'autre, un bébé qui n'a pas été imprégné par la flore vaginale de sa mère, qui colonise normalement son intestin. Une prévalence plus importante de certaines maladies auto-immunes (c'est-à-dire de défenses immunitaires insuffisantes) comme l'asthme, l'obésité ou la sclérose en plaques, a été évoquée chez les enfants nés par césarienne. C'est la raison pour laquelle un certain nombre d'études préconisent de recréer l'effet d'une naissance naturelle en imbibant un tampon dans le vagin de la mère et en l'essuyant sur le corps et le visage du nouveau-né. D'autres expérimentations sont en cours, comme le fait de mettre en contact le bébé avec le microbiote fécal maternel, afin de renforcer son système immunitaire.

À l'échelle mondiale, l'OMS estime que le taux théorique de césariennes doit se situer entre 5 et 15 %.

En dessous de 5 %, cela indiquerait que certaines femmes avec des complications sévères ne peuvent pas en bénéficier. Si le taux est trop élevé, c'est à chaque équipe d'en chercher les raisons, d'évaluer les conséquences potentiellement négatives de cet acte et de revoir, si besoin, ses pratiques.

Un certain nombre de femmes regrettent que leur accouchement ait été une opération chirurgicale et de ne pas avoir pu y prendre part – de même que l'anesthésie péridurale prive certaines de la sensation de donner la vie et de l'intensité corporelle qui caractérise les contractions. La césarienne planifiée et le bloc opératoire peuvent être vécus comme une déshumanisation. Il ne faut pas remettre en question la liberté de choix mais aborder les avantages et les inconvénients des différentes méthodes, afin d'accompagner au mieux chaque personne. Il n'y a pas de vérité qui vaille pour toutes. Ce moment fondateur ne saurait reposer sur la contrainte.

CHAPITRE 20

Les drames de la naissance

« Ah, docteur, quel beau métier vous faites. Vous donnez la vie ! » Combien de fois ai-je entendu des assertions de ce genre. En tant que responsable d'un service de gynécologie-obstétrique, je travaillais au plus près du début de la vie. Mais j'ai pu me rendre compte que près de 40 % des patientes admises dans le service vivaient non pas un moment de félicité mais de difficulté. En effet, en additionnant les échecs de FIV embryonnaires, les fausses couches, les malformations utérines, les complications néonatales, les accidents obstétricaux de la grossesse, les cancers gynécologiques, les dépressions et j'en passe, on aboutit à une proportion importante de parturientes en souffrance.

Cela implique d'apprendre à annoncer les mauvaises nouvelles et à encaisser les réactions émotionnelles. Nous avions à ce titre travaillé sur l'annonce avec mon équipe. Il s'agit d'un moment décisif de la relation médecin-malade qui, pendant longtemps, n'était pas enseigné à la faculté. Alors, doit-on tout dire ? Et surtout, comment faut-il le dire ?

Le messager en blouse blanche porteur d'une mauvaise nouvelle a de fortes chances de se voir opposer, dans un premier temps, un tsunami d'agressivité. Comment est-ce possible ? Une erreur a-t-elle été commise ? Pourquoi ne m'a-t-on pas prévenue plus tôt ?

L'annonce faite à la patiente et à la famille est un moment clé qui conditionne souvent la suite. Nous l'avions choisi pour thème d'un colloque « GYPSY », réunion annuelle de gynécologues, psychologues et psychanalystes en vue de réfléchir à nos pratiques.

Fini le temps du grand mandarin décidant de ce qui est bon à dire ou entendre. Le patient a droit à la vérité. Mais comment faire, par exemple, pour partager avec lui des hypothèses ou des diagnostics pour lesquels il n'y a aucune thérapeutique ? Cette difficulté est particulièrement sensible dans le cadre de la médecine prénatale. Une suspicion d'anomalie fœtale relève souvent d'une probabilité, plus ou moins importante, et peut se concrétiser parfois longtemps après la naissance. Afficher ses doutes sans pouvoir agir, prévenir ou traiter, c'est à coup sûr semer l'inquiétude pour de longues années. Il est parfois possible d'adopter une posture préventive ou d'envisager pour le futur la mise en œuvre d'un traitement. Dans tous les cas, il faut savoir dire la vérité, être présent, écouter, accompagner, car les réactions des uns et des autres face à l'adversité sont aussi différentes que les personnes.

Prenons la perte du bébé à naître au cours du premier trimestre. La grande majorité des grossesses étant aujourd'hui voulues, une fausse couche peut être à l'origine d'une souffrance psychique importante, même lorsque l'arrêt spontané de la grossesse est précoce.

Avec le développement de l'échographie, les battements du cœur se détectent à partir de la septième semaine d'aménorrhée. Parfois c'est la découverte d'un œuf clair (c'est-à-dire d'un placenta sans embryon) ou l'absence de battements cardiaques qui vaut diagnostic, avant même que des signes physiques comme des saignements ou des douleurs abdominales n'apparaissent chez la mère. Si la majorité des fausses couches précoces adviennent naturellement, encore faut-il s'assurer que l'utérus est bien vide et que tout son « contenu » a été expulsé. Plusieurs types de médicaments permettent de favoriser cette expulsion, le médecin essayant d'éviter l'aspiration ou le curetage, techniques plus rapides mais qui comportent des risques d'adhérence intra-utérine préjudiciables pour d'éventuelles grossesses dans le futur. L'inconvénient du traitement médicamenteux est l'attente, parfois insupportable, et le caractère inopiné des hémorragies qui inquiètent souvent la patiente.

Aucune fausse couche n'est anodine – bien qu'elles soient fréquentes, puisqu'elles concernent près de 15 % des grossesses. Les saignements ne sont pas systématiquement le symptôme d'une fausse couche : 15 % des grossesses conduites jusqu'à leur terme ont saigné au cours des premières semaines de gestation.

La prise en charge des fausses couches n'est pas toujours optimale dans les établissements de santé. Elles sont souvent mélangées avec le tout-venant des urgences. Leur caractère apparemment banal et bénin ne suscite pas spontanément toute l'attention que la situation exige de la part de médecins souvent débordés. Des expériences se développent de plus en plus aujourd'hui dans les hôpitaux pour appréhender différemment cet événement qui peut être vécu comme une perte lourde et avoir des conséquences psychologiques importantes. Il ne faut pas banaliser une situation trop souvent à l'origine d'un sentiment de honte et d'échec. Il n'y a pas de petite fausse couche. Il faut pouvoir entourer ces femmes comme il se doit, sans oublier les hommes qui peuvent se sentir eux aussi extrêmement concernés sans forcément le laisser paraître.

Les fausses couches du deuxième trimestre de grossesse relèvent le plus souvent de décisions médicales à la demande des parents, compte tenu de la gravité des anomalies du fœtus. Les équipes de médecine fœtale doivent alors mettre des mots sur une réalité difficile à évoquer : la mort. L'absence de rite funéraire à ce stade avait tendance à rendre la perte irréelle – et donc inacceptable. Beaucoup de médecins ont milité pour que ce deuil soit reconnu, afin de ne pas faire comme s'il ne s'était rien passé. Il fallait que les pratiques soient remises en question.

Cela passait en premier lieu par la vision de l'enfant mort, la reconnaissance du corps du bébé, en vrai ou avec une photo pouvant ensuite servir, pour la mère, de « preuve » du malheur qui l'accable. Combien de fois ai-je vu, avant que les pédiatres ne fassent évoluer notre manière de faire, des femmes nous recontacter des années après une fausse couche tardive pour comprendre ce qui s'était passé, pourquoi cela était arrivé et surtout pour savoir ce que nous avions fait du corps... Était-il vraiment considéré, jusqu'à six mois, comme un « déchet » opératoire ? Face à cette absence de réalité matérielle du fœtus, une loi de 2008 a ouvert la possibilité, en lien avec les directions des cimetières, de constituer un carré du souvenir permettant une reconnaissance plus officielle des fœtus de moins de 180 jours et laissant libre cours aux pratiques rituelles.

Il arrive parfois qu'une césarienne soit nécessaire même lorsque l'enfant est mort. Une prise en charge spécifique doit alors être décidée d'un commun accord par les parents et l'équipe médicale, pour rendre le moment moins difficile.

Le traumatisme de l'arrêt d'une grossesse désirée a quelque chose d'inconsolable et laisse une cicatrice. La préparation et l'accompagnement du deuil par une équipe spécialisée, compassionnelle et professionnelle permettent d'adoucir l'épreuve – sans jamais en effacer le souvenir.

Dans l'échelle de l'inacceptable, il y a peut-être encore un degré supplémentaire, lorsque survient l'improbable décès de la mère.

Encore aujourd'hui, près de 80 femmes meurent chaque année dans la période périnatale en France, sur quelque 800 000 grossesses. On est très loin des taux de mortalité du XIXe siècle.

Aujourd'hui, la situation reste extrêmement préoccupante dans certaines régions du monde. L'OMS estime que plusieurs centaines de milliers de femmes meurent en couches chaque année. Le taux de mortalité maternelle est un très bon indicateur de la qualité des soins dans un pays. La surveillance épidémiologique régulière de la mortalité maternelle au niveau national en France a débuté en 1996, avec la création d'un comité d'experts. Celui-ci recherche les causes spécifiques de chaque décès, analyse les différents cas et leur caractère évitable. Il distingue les décès directement liés à la grossesse et les causes indirectes. La cause obstétricale directe la plus fréquente a longtemps été l'hémorragie du post-partum. Suivent les complications liées à l'hypertension artérielle, les embolies amniotiques (des éléments du liquide amniotique passant dans la circulation pulmonaire maternelle), les thrombo-embolies et les infections. L'omission ou le caractère inadapté d'un traitement, que ce soit pendant la grossesse, au moment de l'accouchement ou à la suite des couches, sont également des motifs directs. Les décès indirects résultent d'une maladie préexistante aggravée par la grossesse, comme par exemple une cardiopathie. Selon les conclusions du groupe d'experts, environ la moitié des morts maternelles pourraient encore être évitées.

La mortalité des mères augmente avec l'âge. Ce phénomène a été mis en évidence par la pratique du don d'ovocytes ultra-tardif, autorisé dans une quinzaine de pays, et qui permet aux femmes de plus de cinquante ans d'être enceintes. En revanche, les complications anesthésiques sont devenues exceptionnelles, surtout depuis l'obligation pour toute femme enceinte d'effectuer une consultation d'anesthésie au huitième mois de grossesse. Cette précaution permet de déceler d'éventuels facteurs de risque.

Certains soulignent que la mortalité est inférieure dans les petites maternités. Mais les chiffres sont difficilement extrapolables et les analyses sont biaisées car les cas graves sont automatiquement dirigés vers les plus gros pôles. L'éventualité d'une mort en couches, quand il n'y a que 800 à 1 000 naissances dans un établissement, est plus faible.

Il faut que ces données soient connues de tous et surtout du personnel soignant. Gardons-nous cependant d'entretenir une anxiété assez peu saine dans la population à ce sujet. Dans le fond, on accepte de monter dans une voiture malgré le nombre d'accidents mortels !

La mise en place de formations continues dans des centres de simulation permet aux équipes d'apprendre à réagir dans une salle d'opération fictive avec des mannequins. Connaître le rôle de chacun face à chaque situation fait gagner du temps. C'est de la coordination et de l'unité d'une équipe que dépend le gain de minutes et de secondes parfois vitales.

Par ailleurs, en cas de nécessité, le transfert de la patiente ou du bébé dans une maternité adaptée à la pathologie est devenu courant. On ne garde plus les patientes inutilement dans un établissement inapproprié. L'objectif est de réduire le plus possible la morbidité maternelle. En ce qui concerne les hémorragies de la délivrance, conséquences d'un défaut de rétractation de l'utérus, de grands progrès ont été réalisés. Pour juguler cette complication, on oblitère aujourd'hui les artères utérines par voie radiologique. Cela permet d'éviter des interventions lourdes comme des hystérectomies lorsque la situation est critique.

Il est donc essentiel de disposer d'un équipement médical accessible et d'un personnel qualifié dédié et travaillant en réseau.

Je me souviens des maternités en Afrique, où j'étais parti en mission au début des années 1980 avec Médecins sans Frontières. Il n'était alors pas rare de voir arriver une femme enceinte se tenant le ventre, percluse de contractions inefficaces et douloureuses, après plusieurs jours de marche à pied. Je me rappelle également de l'Afghanistan, où j'ai vu un jour au loin une personne tomber de son âne, entourée de sa famille à pied. Il n'a pas fallu longtemps pour lui diagnostiquer, en pleine campagne, une péritonite vraisemblablement d'origine appendiculaire. À mon grand étonnement, cette personne venait de sortir du dispensaire, où on l'avait renvoyée chez elle, vers une mort certaine. Mais il était impossible de l'opérer dans le dispensaire comme je le proposais car, si elle ne survivait pas, plus personne ne viendrait s'y faire soigner. Quant au transport, il était exclu : la capitale, Kaboul, se trouvait à 150 kilomètres de là et la famille n'avait pas les moyens de régler les frais de transport (non pris en charge).

Si la situation doit encore être améliorée en France, une femme meurt encore toutes les minutes dans les pays en voie de développement du fait de sa grossesse, de son accouchement ou de ses suites. Il reste beaucoup à faire pour que, à l'échelle mondiale, la naissance devienne synonyme d'heureux événement.

CHAPITRE 21

Naître plus tôt que prévu

Les naissances prématurées sont un enjeu de santé public et une épreuve individuelle. C'est un des plus importants défis de l'obstétrique et de la périnatalité. Si de nombreux progrès ont été réalisés, aussi bien en matière de soins que de prévention, les séquelles de la grande prématurité demeurent souvent importantes.

La durée théorique d'une grossesse est de quarante et une semaines et trois jours d'aménorrhée (c'est-à-dire, en comptant à partir des dernières règles). On considère que l'enfant est prématuré s'il naît à moins de trente-sept semaines. Mais il n'y a pas que le terme qui importe, il y a aussi le poids. Pour apprécier le niveau de prématurité, il faut prendre en compte la distance au terme et le retard de croissance.

Si l'enfant naît entre trente-trois et trente-six semaines d'aménorrhée, c'est une prématurité légère – du moins en général. Elle nécessite malgré tout une prise en charge pédiatrique. Entre vingt-huit et trente-deux semaines, cela est beaucoup plus préoccupant.

On parle de « grande prématurité ». En dessous de vingt-huit semaines, il s'agit de « prématurité extrême » et la survie du bébé est largement compromise. Les deux problèmes majeurs auxquels sont alors confrontés les pédiatres sont la fragilité du cerveau, car les troubles circulatoires cérébraux laissent d'importantes séquelles (dues à des hémorragies intraventriculaires ou à la vulnérabilité de la substance blanche qui entoure les ventricules), et le développement insuffisant des poumons du bébé (qui ne sécrètent pas une substance appelée « surfactant », faisant que l'échange avec l'air ambiant dans les alvéoles est altéré). Mais il en existe d'autres, telles les nécroses intestinales ou les inflammations. Des traitements existent, comme le surfactant artificiel, ou les corticoïdes pour accélérer spontanément la maturité pulmonaire. Ces bébés nécessitent une assistance respiratoire, plus ou moins importante en fonction du degré de prématurité, qui peut aller jusqu'à l'intubation. Le niveau de la maternité (I, II ou III) est alors un choix important et doit être adapté à la pathologie.

Il y a une échelle dans la prématurité, mais tous les cas sont susceptibles de se compliquer et méritent une grande attention. Cela peut être dû à des infections ou à des troubles vasculaires.

La réduction du flux sanguin dans le cerveau, par exemple, peut être à l'origine de cavités kystiques, qui sont d'autant plus fréquents que la prématurité est sévère. Ils peuvent mettre longtemps à apparaître et on ne peut pas faire de pronostic dès la naissance. Ils impliquent donc une surveillance accrue pendant plusieurs semaines après l'accouchement. C'est une situation très anxiogène pour les parents. Ces lésions sont irréversibles. Si elles apparaissent plusieurs semaines plus tard, alors que le lien avec l'enfant est établi, la décision d'un arrêt des soins devient encore plus difficile.

Avec la prise en charge à partir des années 1980 des très grands prématurés, les équipes d'obstétrique et de pédiatrie ont été confrontées à des situations compliquées sur le plan éthique. À cette époque, de nombreuses maternités prenaient la décision de ne pas réanimer les enfants de moins de vingt-huit semaines. Ce changement de paradigme, venu des États-Unis, était lié au développement de la néonatalogie (spécialité prenant en charge le nouveau-né pendant le premier mois), des corticoïdes (anti-inflammatoires), de la réanimation et des soins infirmiers. Cela se faisait au départ dans un cadre de recherche. La mortalité était élevée. Les séquelles étaient importantes pour ceux qui survivaient. Certains cependant récupéraient *ad integrum*. Cela justifiait l'espoir placé dans les démarches médicales et les efforts consentis. Des vies pouvaient être sauvées.

En France, lorsque des lésions fœtales importantes sont détectées à l'échographie, il est possible de recourir à une interruption de grossesse. Une fois l'enfant né, cela est évidemment totalement interdit. Le développement de la néonatalogie a permis de montrer qu'on ne pouvait pas tirer de conclusions dès la naissance sur d'éventuelles pathologies, car certaines n'apparaissent que plus tardivement. On ne peut pas prendre de décision rapide, faute de preuves suffisantes. Cela a conduit les obstétriciens et les pédiatres à instaurer une sorte de « sas » éthique : à partir du moment où l'accouchement a eu lieu, il faut prendre le temps de réunir des images et des données biologiques pour évaluer la gravité et les chances de survie. Ce sont dans tous les cas les parents qui prennent la décision d'un arrêt des soins. Les facteurs de choix sont nombreux : médicaux, familiaux ou sociaux. Cela reste toujours une épreuve très difficile.

Quelles sont les causes de la prématurité et comment peut-on la limiter ? Un des objectifs des différents plans de périnatalité, auxquels mon chef de service avait participé, était de réduire la mortalité infantile. Cela passait notamment par un congé maternité supplémentaire pour les femmes malades ou fatiguées, en particulier par leur travail, car l'activité physique favorise l'accouchement prématuré. Les différentes mesures socio-économiques de ce genre ont permis de réduire d'un tiers le nombre de prématurés.

Il faut détecter les signaux faibles de l'accouchement prématuré, comme les maux de ventre ou de reins qui cachent parfois des contractions. Cela passe par l'examen du col de l'utérus qui, en fonction de son ouverture, de sa longueur ou de sa consistance, indique une résistance plus ou moins importante aux contractions.

On peut alors prescrire, si besoin, du repos, une abstinence sexuelle transitoire, un arrêt de travail ou des médicaments myorelaxants.

La plupart des maternités ont organisé un service de surveillance à domicile par des sages-femmes. Elles examinent régulièrement les femmes enceintes et suivent l'évolution des contractions (ouverture du col de l'utérus, battements du cœur du bébé, etc.). Un capteur externe est placé sur le ventre de la mère, au repos ou en activité, et enregistre l'activité utérine pendant une heure ou plus. Les résultats des enregistrements sont transmis par la sage-femme au médecin par téléphone qui, en accord avec celle-ci, décide de la conduite à tenir.

Les causes de l'apparition des contractions utérines ne sont pas toujours évidentes. Les médicaments susceptibles de les bloquer ne sont donc pas très efficaces. Cependant, certaines d'entre elles sont connues. Cela arrive notamment lorsque le fœtus est trop à l'étroit dans l'utérus maternel, du fait de malformations (utérus bicorne ou cloisonné par exemple), de fibromes ou bien d'une grossesse gémellaire ou triple. Les conditions de travail ont également une influence (travail debout ou posté, vibrations de machines, port de charges lourdes, voyages et transports), de même que le stress et la fatigue.

Je me souviens de cette femme et de cet homme d'Afrique du Nord se croyant stériles. La FIV n'existait pas encore. Ils décident un jour de partir en voyage pour prier Dieu de leur accorder la fertilité. À leur retour, la femme est enceinte. L'échographie en était à ses balbutiements. À la première, le médecin voit des triplés sur l'image. Un mois plus tard, il comprend que ce sont des quadruplés. C'est trop pour qu'ils puissent aller à terme *in utero*. Le travail commence au bout de sept mois. Ce sont de grands prématurés. L'accouchement se fait par césarienne. Dans la salle de naissance, quatre pédiatres et quatre sages-femmes sont en rang de part et d'autre de la mère alors que nous extrayons les enfants pour les leur passer, un à un, suivant une mécanique bien huilée. La porte est entrouverte, on distingue le père allongé sur le sol du couloir. On entend ses cris mêlant soulagement et panique à chaque fois que l'infirmière lui annonce les naissances. Un garçon. Deux garçons. Trois garçons. Quatre garçons. À l'époque, l'échographie ne permettait pas de connaître le sexe. J'ai revu régulièrement cette famille, ces quatre vrais jumeaux qui se ressemblaient comme quatre gouttes d'eau.

Certaines prématurités sont dites « induites », lorsqu'elles sont décidées pour des raisons médicales. Face à certaines complications comme l'hypertension, une rupture de la poche des eaux, un décollement placentaire ou une implantation trop basse (provoquant des saignements à chaque contraction), l'équipe médicale et les parents sont parfois amenés à précipiter l'accouchement pour en limiter la gravité. Cela peut passer par un accompagnement du travail s'il a commencé, un déclenchement ou une césarienne. Moins la grossesse est avancée, plus le dilemme est grand. La décision devient plus facile à prendre à mesure qu'on s'approche des trente-sept semaines.

Que la prématurité soit inopinée ou induite, l'accouchement peut être très difficile à vivre. Entre les années 1940 et 1960, des interventions nuisibles ont été réalisées dans un but thérapeutique. L'apport systématique d'oxygène a par exemple provoqué la cécité d'au moins 20 % des prématurés survivants. Les premiers antibiotiques ont entraîné des surdités. Mais fallait-il pour autant ne rien faire et abandonner ces enfants ? Les pédiatres de la maternité de Clamart ont beaucoup œuvré à l'amélioration du suivi.

Si la survie globale des grands prématurés est de près de 70 %, le risque de handicap sévère est élevé (5 % à l'âge de cinq ans). Les grands prématurés n'ayant pas suffisamment de réserves énergétiques, ils risquent l'hypothermie et l'hypoglycémie. Un prématuré a un jour été retrouvé enveloppé dans du coton dans une boîte de chaussures abandonnée. Il était vivant et s'est bien développé. Cela est tout à fait exceptionnel, car lorsque les organes sont défaillants, la vie est un combat de tous les instants. Le bruit, la lumière ou les soins invasifs (abords veineux, sondes, aspirations, etc.) sont très agressifs pour le grand prématuré. Il faut soulager sa douleur, favoriser le contact avec ses parents et limiter son stress. L'angoisse de la mère et du père face aux risques, présents et à venir, est renforcée par l'omniprésence des machines de surveillance.

Le soutien psychologique des soignants est important, mais pas toujours aisé. La parole et la présence sont utiles dans ce combat pour la vie. Ces enfants sont suivis pendant sept ou huit ans, car c'est l'âge auquel peuvent apparaître des troubles de l'apprentissage scolaire. L'épée de Damoclès reste suspendue au-dessus du berceau.

On comprend qu'une réflexion fondamentale s'impose. Il faut préserver la vie, mais pas au détriment de sa qualité. Seulement, où mettre le curseur ? Il faut maximiser les chances de survie sans tomber dans l'acharnement thérapeutique. Il faut être attentif au bien-être de l'enfant et à celui de sa famille. Lorsque arrive la catastrophe d'un accouchement prématuré inopiné, les médecins font tout pour intervenir sans délai. Sans se poser de questions, ils agissent, intubent, massent le cœur, apportent de l'oxygène. Une fois les gestes indispensables effectués, ils doivent réfléchir à la situation à tête reposée et avoir le courage d'évoquer les questions les plus difficiles avec les parents, comme un éventuel abandon des soins lorsque les éléments réunis permettent de prendre la décision. Le choix se fait au cas par cas et de manière collégiale.

Dans un contexte caractérisé par l'incertitude du pronostic, l'information est devenue un droit pour les patients et une obligation légale pour les médecins. Mais dans la pratique, les équipes soignantes redoutent parfois d'associer les patients à la réflexion, afin de ne pas leur faire porter le poids de la culpabilité.

Les médecins français entretiennent-ils une forme de paternalisme, comme le dit la littérature scientifique anglo-saxonne ?

Les parents ne peuvent pas interpréter les images des échographies cérébrales de l'enfant ni en tirer de pronostic. La qualité de vie n'est pas toujours appréciée de la même manière par les parents, les soignants ou les enfants. Le pouvoir de décision ne peut être entièrement délégué aux parents. À une volonté de réanimation à tout prix, ils peuvent se voir opposer le droit de l'enfant à ne pas subir de traitement inutile et inhumain qui l'exposerait à une souffrance encore plus grande. La notion de « meilleur intérêt de l'enfant » a ainsi été développée. Les comités d'éthique des établissements de santé, constitués de soignants et de non-soignants, peuvent jouer un rôle pour éviter des conflits. Ce qui est indispensable dans tous les cas, c'est le lien entre les professionnels et les parents. La séparation qu'impliquent les soins aux grands prématurés provoque une sorte de sidération chez la jeune mère et le jeune père. Ils se sentent rejetés et culpabilisent. On leur donne souvent des photos. Le bébé reçoit des tissus imprégnés de l'odeur de la mère. On murmure son nom et son prénom à son oreille, on lui explique les raisons de cette situation transitoire, on lui parle de sa famille. On reconstitue un « bain de langage », comme le dit la psychanalyste Myriam Szejer.

Le personnel médical est soumis à de rudes épreuves. Les parents leur en veulent parfois de s'occuper du bébé à leur place et peuvent les accuser de maltraitance. Il est difficile pour les parents de tisser des liens avec des équipes qui tournent régulièrement et ne s'expriment pas toujours de la même façon. Il n'y a que trop rarement un interlocuteur unique. Le père sert parfois de passeur entre l'enfant hospitalisé en néonatalogie et la mère lorsqu'elle ne peut pas bouger (dans les premiers jours ou lorsqu'elle est malade).

La grande prématurité nécessite de nombreux actes et autant de précautions. Les acteurs cherchent leur place et se dévouent pour l'enfant, pour favoriser son développement physique et psychique.

CHAPITRE 22

Les jours d'après : comment allaiter

Une fois l'enfant né, la mère ne le nourrit plus de son sang mais, si elle le souhaite, de son lait. Les femmes n'ont longtemps pas eu d'autre choix que de donner le sein, car il n'y avait souvent pas d'alternative, sauf en cas de nécessité. Les biberons sont d'ailleurs connus depuis la préhistoire (en poterie, en verre, en terre cuite ou avec une corne percée). Depuis les années 1970, elles peuvent choisir sans culpabiliser entre l'allaitement au sein ou le biberon.

Les mammifères allaitent presque tous. Peu de choses peuvent modifier cet équilibre dans le monde animal. Après l'accouchement, les mamelles des femelles produisent du lait grâce aux glandes mammaires.

La lactation est stimulée par la tétée et s'adapte au rythme du nourrisson : quatre, cinq, dix ou vingt fois par jour, cela est très variable. Imposer un rythme au bébé ou répondre à sa demande : vaste débat. S'il n'est pas entravé, le bébé est le chef d'orchestre de la lactation. Le simple fait d'entendre l'enfant pleurer est parfois suffisant pour produire un effet chez la mère et faire couler du lait de sa poitrine. Les femmes qui allaitent produisent en moyenne 700 à 800 millilitres de lait par jour, avec de fortes variations individuelles. Le choix d'allaiter dépend de la personnalité de chacune. Il s'agit d'un rapport au corps, au sexuel, à l'animalité et à la nature. Certaines femmes allaitent sans se poser de questions et voient cela comme le prolongement évident de la grossesse. Elles en sont parfois fières : la maternité ne s'oppose ni à la féminité, ni au féminisme. D'autres le font par devoir, pour correspondre à l'image de la « bonne mère », pour protéger l'enfant de risques infectieux ou immunologiques. D'autres enfin le font par plaisir, pour l'émotion du corps à corps.

Bien sûr, la mise au sein n'est pas toujours évidente. Je ne compte plus les questions que m'ont posées les jeunes mères : « Serai-je capable d'allaiter ? », « Aurai-je suffisamment de lait ? », « Et si j'échoue ? », « Comment faire si l'enfant me rejette ? ». Les complications qui surviennent parfois, comme les crevasses douloureuses, s'ajoutent à ces interrogations. Le nourrisson blotti contre la peau de sa mère rampe, presque de lui-même, jusqu'au mamelon, comme si une odeur ou une force magique lui indiquait le chemin.

À partir du XVIe siècle, l'allaitement par une nourrice se répand progressivement, au-delà des seuls cas où la mère est morte en couches ou n'a pas assez de lait. Ceux qui en ont les moyens louent les services d'une nourrice, très souvent d'origine populaire. L'Assistance publique décorera plus tard les « familles nourricières » particulièrement méritantes. Les femmes de « bonne condition » n'allaitaient pas. Pas plus n'élevaient-elles leurs enfants, confiés à des gouvernantes ou des percepteurs. Lorsque Mme d'Épinay (1726-1783), femme de lettres et amie de Rousseau, choisit de nourrir elle-même ses enfants, c'est un événement. L'histoire contemporaine sera par la suite un va-et-vient entre la promotion de l'allaitement maternel au sein et le recours au biberon. Ce dernier a été vu comme une conquête du féminisme, libérant la femme de certaines de ses contraintes, qu'elle peut partager avec son conjoint. Actuellement, le mouvement de retour à la nature et la méfiance envers le lait en poudre des grandes compagnies pharmaceutiques poussent de plus en plus de femmes à revenir à l'allaitement. Aujourd'hui, 70 % des parturientes allaitent. C'est en général pour une courte durée (en moyenne trois à quatre mois), mais cela est suffisant pour connaître ce sentiment si particulier de nourrir son enfant. La question de la durée de l'allaitement est éminemment sociale. Beaucoup de femmes craignent que le congé parental et l'allaitement ne les déconsidèrent aux yeux de leurs employeurs.

Pour celles qui ont fait le choix d'allaiter, la mise au sein immédiatement après l'accouchement favorise la montée de lait grâce à la stimulation du mamelon. Celle-ci n'arrive véritablement qu'au bout de trois jours, mais elle est précédée d'une période au cours de laquelle les glandes mammaires produisent une sorte de premier lait épais appelé colostrum. On pourrait donc mettre le bébé au sein après l'accouchement, sans finalement l'allaiter par la suite. Mais habituellement, si on commence, l'allaitement suit. Le colostrum est un véritable concentré d'anticorps. Il tapisse les muqueuses de la bouche et permet le développement de la flore microbienne. L'allaitement est particulièrement nécessaire pour les enfants prématurés ou de faible poids. C'est sans doute la seule indication médicale consensuelle concernant l'allaitement. Le reste est une affaire de choix.

Les raisons qui motivent l'allaitement au sein sont diverses. De la fierté d'allaiter à la référence sacrée à la Vierge allaitant l'Enfant, cette attitude semble incontournable pour beaucoup de femmes. L'iconographie de la *Virgo lactans* – ou *Galaktotrophousa* – est abondante dès l'époque byzantine. À la Renaissance, les magnifiques *Madonna del latte* et autres Vierges à l'Enfant montrent souvent Jésus sous des traits plus adultes qu'infantiles.

Allaiter est un acte charnel, un corps à corps intense pour la femme. Elle s'interroge parfois sur sa vie : quelle femme est-elle ? Comment se représente-elle sa féminité ? Quel est son rapport avec son compagnon ? Quelle est sa sexualité ? J'ai rencontré beaucoup de femmes pour qui la crainte d'altérer le désir sexuel de l'homme ou le sien pouvait devenir une préoccupation importante. Certaines craignent que le côté animal du geste puisse être repoussant ou que la taille de leurs seins ne dégrade leur image. Cela peut être un moment de bonheur privilégié comme l'objet d'une lassitude, d'un rejet ou de sensations désagréables. La transmission de la vie, totalement dépendante de soi, donne aussi un sentiment de puissance.

Certaines femmes sont dégoûtées. Les causes qui font que cela est vécu comme quelque chose de dégradant sont complexes. L'animalité et la saleté peuvent être des obstacles insurmontables. Allaiter en public est un pénible et continuel cache-cache, pour échapper aux regards indiscrets qui cherchent à voir ce qui est d'ordinaire caché.

L'envie d'allaiter dépend donc beaucoup du caractère particulier de chacune. La liberté du contact avec l'enfant est essentielle. Sauf cas particuliers, il faut laisser le choix à chaque femme. On peut proposer l'allaitement, mais on ne doit pas l'imposer. C'est un sujet qui passionne et à propos duquel les gens ont souvent des opinions tranchées. Il faut se faire un avis entre les groupes pro-allaitement militants, les informations fournies par le personnel de la maternité et la culture familiale (le point de vue de l'accouchée sera déterminant). De nombreux établissements ont désigné une sage-femme responsable de l'allaitement, afin d'éviter la multiplication des conseils divergents, véritable plaie des services de maternité. Cela permet de ne pas bouleverser un équilibre fragile par des interventions souvent aussi affirmées que diverses.

La décision du mode d'alimentation témoigne d'enjeux inconscients. Nourrir l'enfant, que ce soit au sein ou au biberon, permet de tisser des liens, de s'assurer qu'il va bien, de lui manifester de la tendresse. Les regards, les paroles et les chants sont le ciment de la relation entre la mère et l'enfant. Peu importe donc le mode d'alimentation. C'est également à ce moment que s'établit la confiance. Le biberon permet que cette confiance soit partagée avec le père, voire avec un professionnel de santé en cas de nécessité. Cette consolidation de la relation avec le nouveau-né est importante quelle que soit la manière. C'est un moment ambivalent : on donne le sein, puis on le reprend. On l'enlève. Le don est momentané, évanescent.

Allaiter n'est pas toujours facile. Certaines femmes, très enthousiastes à l'idée d'allaiter, voient leur rêve se fracasser sur des crevasses, des abcès ou des refus de téter. D'autres ont recours à des accessoires inadaptés ou des compléments alimentaires inutiles ou prescrits trop tôt. Lorsque les angoisses de la mère sont trop profondes, l'enfant les intègre.

Certaines femmes n'ayant jamais été enceintes peuvent allaiter. On parle alors de « lactation induite ». Cette méthode est couramment utilisée chez les animaux. J'ai connu deux femmes, deux jumelles, l'une venant d'accoucher et l'autre n'ayant pas d'enfant, qui avaient décidé que le bébé serait allaité non pas par sa mère mais par sa tante. La lactation induite peut également être une possibilité en cas d'adoption ou pour des couples de femmes. Elles peuvent alors avoir recours à des pilules de dompéridone (un anti-vomitif qui a pour effet secondaire de stimuler la lactation) ou à une stimulation physique du mamelon avec, par exemple, un tire-lait.

Je n'ai pour l'instant jamais pris part à ces démarches. Elles s'ajoutent à la liste des dissociations du processus reproductif : sexualité, fécondation, grossesse et maintenant allaitement. Ce n'est plus nécessairement un continuum linéaire. Il faut prendre en compte cette nouvelle donne de la maternité.

*

La sortie de la maternité, trois ou quatre jours après l'accouchement, coïncide avec la montée de lait. Malheureusement, cette étape charnière pour les parents et le nourrisson passe au second plan par rapport à la rentabilité hospitalière. Lorsque j'ai commencé à pratiquer, les femmes restaient dix à douze jours à l'hôpital pour un accouchement sans complications. Ce séjour était pris en charge par la Sécurité sociale. Désormais, tout doit aller vite. L'équipe médicale est interchangeable. Ce rythme empêche de nouer des liens, de fonder une confiance réciproque, d'établir un dialogue, de rassurer. Les femmes se retrouvent souvent seules au milieu d'un tourbillon de personnes qui s'occupent d'elles ou de leurs bébés. Dans un temps réduit, il faut contrôler les fonctions digestive, urinaire et cardiovasculaire, vérifier la cicatrisation des césariennes ou des épisiotomies, surveiller les écoulements utérins, apprendre à réaliser les changes, la toilette, les soins du cordon. Tout cela alors que certaines femmes ont encore du mal à se lever et à tenir debout. C'est un véritable défi que de trouver, au milieu de ce maelström, la sérénité et la disponibilité pour transmettre la sécurité affective à l'enfant. Il faut également ajouter à cela l'entourage proche, qui peut débarquer à l'improviste avec ses conseils, injonctions et certitudes.

Vers le troisième jour, alors que la sensibilité est exacerbée, entre le rire et les larmes, le moindre accroc (comme une douleur persistante ou des pleurs incompréhensibles du bébé) peut ouvrir la porte à la folie ordinaire du *baby blues.* Il peut durer de quelques heures à quelques jours. C'est à ce moment où tout chancelle que se termine le séjour à la maternité. Il est contradictoire de défendre en même temps le renforcement du lien affectif dès la naissance, l'attention redoublée durant les mille premiers jours, l'allongement du congé paternité, et la machine économique qui détruit l'édifice fragile de la parentalité en imposant des sorties précoces aux accouchées. Une fois en dehors de l'hôpital, il existe des alternatives comme les sages-femmes ou les hospitalisations à domicile, les aides familiales ou les « Maisons vertes » (lieux d'accueil pour parents et enfants fondés par Françoise Dolto). Il faut rompre l'isolement qui peut s'installer entre la sortie de la maternité et la première visite au pédiatre. Le recours à un coach peut parfois s'avérer bénéfique pour le soutien moral.

Il y a urgence à se pencher sur les premières semaines après l'accouchement. Elles constituent le socle de la sécurité affective.

CHAPITRE 23

Les fêtes de la naissance

Si l'enfant est le même une minute avant et une minute après l'accouchement, il marque symboliquement son entrée physique dans l'existence. Il passe d'un monde aquatique à un monde terrestre et aérien. La naissance, dont on note avec soin l'heure et la minute, est un acte fondateur.

On dispose de présages avant la naissance, à travers des examens médicaux ou des pratiques rituelles. Une fois né, l'enfant appartient à une communauté qui le reconnaît. Différentes cérémonies, religieuses ou culturelles, établissent le lien entre l'individu et le groupe et ouvrent l'enfant à une dimension spirituelle. Lorsque la mortalité infantile était élevée, on craignait que le bébé ne meure avant que ces rites n'aient eu lieu. La croyance en l'errance des âmes ou à leur retour dans le monde de l'invisible faisait qu'on en hâtait les préparatifs. Si certaines communautés religieuses refusent le baptême des petits enfants (Église baptiste), c'est parce qu'elles réclament une profession de foi du postulant. Le choix du ou des prénoms est la première *inscription* d'un être humain. Les parents en choisissent un déjà existant ou en créent un nouveau, avec comme seule règle en France que le prénom ne soit pas contraire à l'intérêt de l'enfant. Plusieurs prénoms peuvent être déclarés à l'officier d'état civil, sans que leur nombre soit limité par la loi, dans les cinq jours qui suivent la naissance. Le nom de famille peut être celui de la mère, du père, ou des deux parents. En Europe, les prénoms sont traditionnellement ceux d'ancêtres que l'on souhaite honorer ou de saints protecteurs. Les brassages culturels ont apporté d'autres usages.

J'ai beaucoup apprécié le prénom d'Amandine, premier bébé-éprouvette en 1982, lorsque ses parents me l'ont annoncé. C'est l'amande cachée qui dévoile son goût sucré à qui sait la découvrir. Le baptême catholique d'Amandine a été un moment important pour moi. À cette époque, l'Église catholique condamnait la pratique de la FIV, mais n'allait pas jusqu'à rejeter les enfants nés de cette manière. En acceptant d'être le parrain de la petite fille, et quelle qu'ait été ma propre culture, je m'engageais à veiller aux côtés des parents à ce que l'enfant soit éduqué dans la foi de sa famille. Ce fut un bel exemple d'œcuménisme et une cérémonie émouvante.

Les enfants morts sans avoir été baptisés ont longtemps été considérés comme des âmes errant dans les limbes. À ce titre, le rite catholique romain prévoyait dans des situations exceptionnelles que des laïcs puissent procéder au baptême. En cas de danger de mort imminent *in utero*, une sage-femme baptisait l'enfant grâce à une seringue. Elle l'« ondoyait ». Le « répit », une résurrection temporaire dans un sanctuaire, permettait également à l'enfant mort-né d'être baptisé et de rejoindre la sépulture familiale. Le salut de l'enfant étant assuré, on pouvait alors s'employer à sauver la mère. Le pape Benoît XVI a par ailleurs affirmé en 2007 que les limbes relevaient d'une pure hypothèse théologique.

Dans la religion juive, la circoncision des garçons est réalisée le huitième jour après la naissance. C'est le symbole de l'alliance avec Yahvé. Un des éléments de l'identité juive est d'être né d'une mère juive. La naissance d'un garçon a longtemps été considérée comme une événement d'une plus grande importance que celle d'une fille. Mais le judaïsme moderne œuvre à plus d'égalité sur ce point par rapport aux pratiques traditionnelles. La circoncision, ou *brit milah*, est réalisée par un professionnel du rite, le *mohel.* Celui-ci, après avoir présenté l'enfant à l'assemblée familiale, le place sur les genoux du grand-père qui est assis, comme c'est l'usage, sur le siège du prophète Élie. Les gestes chirurgicaux et la bénédiction sont codifiés. L'ablation du prépuce va de pair avec l'annonce du nom de l'enfant. Certains parents demandent que la circoncision soit réalisée dans un cadre médical (pour des raisons religieuses ou non). J'en ai déjà moi-même pratiqué à l'hôpital. À mon avis, le *mohel* est tout à fait compétent pour les réaliser et cela est beaucoup moins contraignant que de passer par un service de chirurgie.

La pratique de la circoncision s'explique par des raisons fort diverses, du rappel d'une identité culturelle commune au signe de l'alliance avec Dieu. Parfois, des idées plus profanes sont invoquées, comme la modération de l'instinct sexuel ou la protection contre certains virus (VIH en particulier).

D'autres rituels existent, comme le rachat du premier garçon né. Le rabbin fait semblant de partir avec le nouveau-né, que le père doit racheter contre quelques pièces de monnaie. C'est une manière de se réapproprier l'enfant[1].

La circoncision est également présente dans le monde musulman. Il ne s'agit pas d'une obligation coranique mais plus d'une pratique culturelle, qui existait avant l'islam. Il n'y a pas d'âge défini, un musulman peut être circoncis à n'importe quel moment entre la naissance et la puberté, et il ne s'y attache pas de cérémonie particulière ou de prière. Le prophète Mahomet aurait circoncis ses fils au bout de sept jours après leur naissance. C'est donc la règle qu'appliquent un certain nombre de pratiquants, mais cela varie beaucoup d'une région à l'autre. La circoncision est généralement réalisée au bout de quelques semaines en Arabie Saoudite, entre dix et quatorze ans aux Philippines, entre cinq et huit ans en Algérie.

D'autres rites traditionnels sont liés à la naissance, mais ils sont en perte de vitesse de nos jours. Cela passe

1. Voir Patricia Hidiroglou, *Les Rites de naissance dans le judaïsme*, Paris, Les Belles Lettres, 1997.

essentiellement par un appel à la prière dans une des oreilles du nouveau-né ou par le fait de frotter une datte mâchée contre son palais. On rase les cheveux qui ont poussé *in utero*, on les pèse, puis on donne en aumône un équivalent monétaire du poids. On procède parfois au sacrifice d'un animal.

Si la diversité rituelle est grande dans l'islam, l'existence d'un rite de passage, de rupture entre le nouveau-né et sa mère, d'affiliation au père, est commune à presque tous les musulmans. Mais comme ailleurs, la baisse de la mortalité infantile entraîne un déclin de ces différentes pratiques. On a moins besoin de protection sacrée.

La Révolution française institua des « baptêmes républicains » en 1794, qui ne réussirent pas à s'implanter et tombèrent rapidement dans l'oubli. Ils seront de nouveau pratiqués dans certaines communes à partir de la fin du XIXe siècle, en particulier à Saint-Denis et dans le nord de la France. Des « baptêmes rouges » seront également célébrés au début du XXe siècle dans certains mairies communistes, notamment autour de Paris. Il s'agissait de préserver l'enfant de « toute emprise [...] de l'Église et de le diriger dans la voie de la lutte des classes au service des masses laborieuses exploitées [...][1] ». Le « baptême rouge » était une parodie du baptême religieux.

Le parrainage républicain est encore discuté régulièrement. Certaines municipalités organisent ce genre

1. Extrait du journal *La Lutte*, janvier 1934.

de cérémonies, dont le nombre serait en augmentation. Elles sont cependant dépourvues de toute valeur légale. On en pratique environ trois cents par an à Paris, deux cents à Lyon et une centaine à Nantes ou à Rennes. Un projet de loi déposé en 2016 avait pour objectif de donner un cadre légal à cette pratique (il a été censuré par la Conseil constitutionnel pour des motifs liés à la procédure parlementaire).

La venue au monde est partout une fête. Le baptême hindou, ou *namakarana*, est organisé moins de trente jours après la naissance. On y récite des prières spécifiques et l'on nomme l'enfant suivant les constellations astrologiques sous lesquelles il est né. Cette cérémonie est une des plus importantes de l'hindouisme. Elle s'accompagne d'une fête au temple avec des offrandes et des rituels autour d'un feu. Mère et enfant prennent alors un bain purificateur et enfilent des vêtements neufs. Le père se penche vers l'oreille droite du nouveau-né et chuchote le nom choisi.

Au Vietnam, l'anniversaire du premier mois du bébé est l'occasion d'une fête, qui sera renouvelée à sa première année, pour marquer la « fin du berceau » (*thôi nôi*). On procède alors à des offrandes aux ancêtres et aux douze déesses de l'accouchement (avec autant d'exemplaires pour chaque don).

Les célébrations sont différentes en fonction des régions du monde. Leurs spécificités peuvent tenir à l'histoire, à la culture de chaque communauté ou même à la géographie. Il existe des dénominateurs communs, comme la protection du nouveau-né, son intégration dans la famille et la communauté. Les fêtes de la naissance inaugurent en même temps sa relation à l'autre. Fréquemment invité aux cérémonies pour les enfants que j'avais aidés à naître, j'ai souvent décliné. Par manque de temps parfois, par discrétion toujours.

CHAPITRE 24

Le désir d'enfant

« Je me suis posté au début de la vie, c'est là que l'on a la plus belle vue », écrivais-je à une mère en 2003. J'ai trouvé dans le paysage féminin des courbes apaisantes qu'habitent l'enfant possible, la presque mère, l'homme bientôt accompli. Je me suis réchauffé à ces existences en devenir.

La naissance ne lève pas le mystère, elle l'épaissit par ses volutes d'interrogations, ses innombrables allers-retours entre le passé, le présent et le futur. Un froncement de sourcils, un rictus, une ombre sur le visage, et l'histoire défile. Les yeux clignent, les pensées passent, la complicité d'installe. Le désir d'enfant est inintelligible pour les autres comme pour soi. L'annonce de sa venue semble toujours irréelle. L'enfant réveille en nous l'étrange. La naissance est un nouveau monde. Lorsqu'on touche enfin la terre ferme, il faut fermer les malles de voyage de l'enfance. Le temps d'escale est compté, le ventre est son sablier. On sait le point de départ – le fond utérin de la mère – mais il n'y a pas vraiment d'arrivée : la vie est longue, sinueuse, escarpée parfois. Parti d'un songe, l'enfant prend racine tout en restant insaisissable.

Rarement dans l'histoire de l'humanité a-t-on autant formulé le désir d'enfant, plutôt que de subir les aléas des probabilités de la nature. Le choix du moment, le choix de la façon d'être mère (de corps, de cœur, d'intention) et du cadre dans lequel s'insère ce projet (couple hétérosexuel ou homosexuel, mère seule) sont aujourd'hui beaucoup plus libres. Les différentes situations ont davantage de reconnaissance, même si cela peut être imparfait.

La liberté de choix est-elle absolue ? La GPA, l'utérus artificiel, le clonage ou le choix des caractéristiques sont autant de questions éthiques en suspens. La liberté est portée au pinacle par notre siècle. Pour la première fois dans l'histoire de l'homme, le fait d'avoir un enfant, jusque-là imposé par la nature, est un choix. Les techniques biomédicales ont considérablement ouvert le champ des possibles en matière de procréation et multiplié les possibilités d'action et de décision. Grâce à la contraception, à l'IVG et à l'aide à la procréation, l'enfant n'est plus le risque inhérent à la sexualité, mais l'objet d'un désir. En cas d'aide médicale, ce désir est toujours formulé par la mère, souvent par le père – c'est également une nouveauté. En revanche, le fait de vouloir un enfant semblable à nos souhaits est un désir que ni la médecine ni le droit ne sauraient satisfaire. L'extension de la liberté dans la procréation ne signifie pas l'abolition de toutes les limites.

La liberté de la femme est souveraine et elle peut choisir de ne pas avoir d'enfant à un moment donné. Si elle n'a pas de problème de stérilité, elle peut envisager la possibilité d'être mère quand elle le veut, si elle le veut – et si elle le peut. Les couples infertiles ne sont pas condamnés à ne pas avoir d'enfant. Là où il y avait fatalité est apparu l'espace d'un choix avec la possibilité de solliciter la médecine. La stérilité n'est plus irrémédiable. À défaut d'avoir été vaincue, ses limites ont été repoussées. Des échecs jonchent toujours le chemin des rêves. Rien n'est infaillible.

Quelques personnes nourrissent le fantasme d'un enfant qui leur ressemblerait. Le désir d'enfant est remplacé par le désir de *tel* enfant. L'émergence du diagnostic préimplantatoire, qui permet de sélectionner des embryons indemnes de maladies génétiques, a laissé croire à certains qu'ils pourraient façonner leur progéniture suivant l'idée qu'ils s'en font : sexe, couleur des yeux et des cheveux, caractéristiques physiques, caractère... Et fabriquer l'enfant parfait ?

Pour être honnête, je ne pense pas qu'on connaisse un jour cette course à la perfection. D'ailleurs, la possibilité de choisir les caractéristiques de son enfant reste très limitée d'un point de vue technique et médical. Laissons-la aux écrivains ou aux médias. C'est abuser de la crédulité du public que de laisser penser qu'il s'agirait d'une éventualité imminente.

Il n'y a pas de gène de l'intelligence et il y a plusieurs types d'intelligence. Lorsqu'on pose la question aux gens, à l'exception de quelques hurluberlus, la perfection n'est pas leur principale préoccupation. Tous cependant préfèrent éviter le moindre handicap.

La vie nous fait changer en permanence. Certains étaient croyants et ne le sont plus. Certains ont tout fait pour obtenir un métier qu'ils finissent par abandonner. Combien de rencontres inattendues ont changé nos vies ? La réalité des amitiés et des amours et leur recomposition font que l'enfant reste libre de se constituer en dehors du champ de la volonté des parents. La vie est beaucoup plus complexe et beaucoup plus riche que le désir d'un parent – qui n'est pas toujours identique à celui de l'autre parent.

L'enfant parfait, c'est surtout celui ayant tous les moyens de se développer. Selon le pédiatre et psychanalyste anglais Donald Winnicott, il s'agit d'avoir le plus large éventail dans les possibilités existentielles. Le poète latin Horace considérait comme parfait celui qui a le moins de défauts, non celui qui en serait exempt. La perfection n'est ni accessible ni véritablement désirée, puisqu'on ne sait pas ce que c'est. L'amélioration du corps ou de l'âme dépend bien plus de l'éducation, qui polit la donnée brute qu'est l'enfant.

L'idée d'une perfection objective de l'homme est extrêmement dangereuse à l'échelle d'une société. Elle empêche la tolérance envers ce qui est différent. Les personnes handicapées physiques ou mentales font partie de la collectivité, même si on ne les intègre pas toujours suffisamment. Pour une femme handicapée, vouloir un enfant est un défi quotidien. Outre certaines contraintes liées au handicap, c'est pour oser être mère qu'il leur faut du courage. Les personnes handicapées ont souvent une intimité secrète car ignorée des autres. L'arrivée d'un enfant suscite chez certains des craintes de maltraitance par maladresse. Plutôt que de jeter l'opprobre, la société doit aider ces mères à acquérir le plus d'autonomie possible. Leur désir de mettre au monde un enfant par elles-mêmes s'inscrit en faux de la fantasmagorie de la perfection et d'une société où l'autre différent, l'autre déficient, l'autre étranger n'auraient pas leur place. Détecter les handicaps ne doit en aucun cas signifier qu'il faudrait refuser la différence. L'humanité, c'est l'acceptation de l'autre différent de soi par son physique, sa personnalité, son mode de vie et son origine. La maternité est une école d'apprentissage à autrui.

On ne fait pas un enfant pour les mêmes raisons qu'il y a cinquante ans. On n'a pas non plus les mêmes projets pour l'avenir. La mère est devenue la principale protagoniste de sa vie. Elle peut structurer une famille indépendamment d'un avis masculin, grâce à une relative autonomie en matière de fécondation et de gestation, que ce soit par le hasard d'une rencontre ou en ayant recours à l'aide médicale à la procréation.

Le désir d'enfant est devenu impérieux. Il rend difficile l'accompagnement de la reproduction. Il est toujours l'argument ultime invoqué face aux décisions médicales, à la déontologie ou aux lois existantes.

Jusqu'où est-il possible de satisfaire un tel désir ? L'environnement de l'enfant doit être équilibré et permettre le bon développement de ses capacités. La liberté des parents se veut toute-puissante, mais elle entrera forcément en conflit avec d'autres libertés. Les parents peuvent vouloir que l'enfant leur ressemble, comme ces mères américaines malentendantes qui ont tout fait pour avoir un enfant sourd. Porter atteinte délibérément à la liberté future d'un enfant à naître n'est pas acceptable. Cette contrainte, aucun être humain ne devrait pouvoir l'exercer sur un autre. Dans l'ordre des valeurs, la préservation de l'intégrité de l'enfant prime sur la volonté des parents, même s'il ne peut naître que si les parents en ont décidé ainsi – sa liberté est donc subordonnée à cette décision.

Pour toutes les techniques d'artificialisation (GPA, clonage, amplification d'un gène), il convient d'abord de s'assurer que la procédure n'implique pas une tierce personne ou qu'elle n'est pas délétère pour l'enfant. C'est le cas lorsque le consentement préalable à un don de gamètes n'est pas respecté ou lorsque la grossesse d'une femme pour un autre couple est liée par un contrat financier. Ces limites ne sont cependant pas suffisantes. Si on disposait, par exemple, de la possibilité d'augmenter l'acuité visuelle par une modification génétique, cela ne serait ni une contrainte pour la mère ni délétère pour l'enfant. Mais avons-nous le droit d'accroître ses capacités ? L'enfant ainsi « modifié » garderait-il sa liberté de révolte et celle de ne pas suivre l'ordre préétabli ? Il est capital de développer une responsabilité éclairée à l'échelle de la société. Le travail d'information et la délibération permettent de fixer des limites et de hiérarchiser les enjeux. Protéger l'enfant à naître de tout déterminisme exercé par les aspirations des parents doit s'appuyer sur un consensus social, garant de l'égalité entre les personnes et de la liberté de chacun. Le clonage, en tant qu'il est un choix du noyau, qu'il soit celui du père, de la mère, ou d'un tiers, enferme l'enfant dans une identité. Notre conception de la liberté repose sur une lutte contre ces déterminismes, pas sur leur renforcement.

La société fixe un cadre. Mais ce n'est pas le même dans tous les pays. Certains pays autorisent le choix du sexe. D'autres permettent l'anonymat des donneurs ou interdisent la GPA. Mais le médecin garde une marge d'appréciation dans ses décisions et dispose d'une clause de conscience, qui lui permet de ne pas accéder à toutes les demandes de ses patients. C'est également une forme de liberté.

Le respect de la liberté de l'enfant à venir prime sur tout le reste, sur le désir des parents comme sur les pratiques sociales. Il n'y a pas de droit à contraindre une autre personne de cette manière. Toute emprise, physique ou morale, est un frein à l'épanouissement personnel.

Le nouveau-né n'a pas encore laissé sa trace dans le monde. Mais chaque vie comprend plusieurs naissances, souvent éloignées des cadres projetés par l'entourage, l'époque ou la culture. Les mille premiers jours sont cruciaux, mais ils ne déterminent pas tout. On ne peut naître sans être.

CHAPITRE 25

Les âges extrêmes de la maternité

La plus jeune mère répertoriée avait cinq ans et demi (au Pérou, en 1939). Les plus gros bébés peuvent peser jusqu'à 10 kilogrammes et le plus petit connu pesait 320 grammes, soit dix fois moins que le poids moyen. Les plus grands prématurés – vivants – sont nés au bout de vingt-deux semaines de gestation. Deux jumeaux ont quatre-vingt-dix jours d'écart. La nature est parfois étonnante. Certaines personnes ne se fixent pas de limites. En 2009, une Américaine, déjà mère de six enfants, a demandé le transfert de dix embryons d'un coup et a donné naissance à des octuplés. Cette femme, surnommée « Octomom », a trouvé un médecin, probablement désireux d'apparaître dans les tabloïds, pour l'accompagner dans cette démarche complètement déraisonnable. Tous ces cas sont rarissimes.

Notre époque est confrontée à des désirs d'enfants de plus en plus tardifs. Ils concernent parfois des hommes, certains s'attribuant le record de « plus vieux papa du monde », à quatre-vingt-quatorze ans.

Mais ce sont surtout les femmes qui, du fait des évolutions sociétales, souhaitent des grossesses plus tard dans leur vie. L'horloge biologique, avec la diminution de la réserve ovarienne, fait qu'il est beaucoup plus difficile de tomber enceinte après quarante-deux ou quarante-trois ans.

Lorsque j'ai commencé mes études de médecine, on parlait de grossesse « tardive » à partir de trente-cinq ans. Quelques années plus tard, devant la banalisation de cette situation, on a décalé le curseur à quarante ans. Certaines grossesses naturelles sont même « très tardives », à partir de quarante-cinq ans. Mais dans la majorité des cas, elles procèdent d'un don d'ovocytes ou d'embryon.

Seules 3 à 4 % des tentatives de grossesse entre quarante-deux et quarante-cinq ans sont concluantes, du fait des nombreuses complications (fausses couches, échecs d'implantation, grossesses extra-utérines, etc.). Le stock d'ovules est acquis une fois pour toutes à la naissance et ne se renouvelle pas pendant la vie. Un enfant né lorsque sa mère a quarante-deux ans provient donc d'un ovule vieux d'autant d'années, sans régénération cellulaire. Cela explique l'augmentation du nombre d'anomalies chromosomiques avec l'âge de la mère.

Je me souviens de l'accouchement d'une Américaine de cinquante-quatre ans. Elle ne faisait rien pour cacher son âge. Cela a été un choc pour moi. Ses cheveux étaient entièrement blancs. Elle portait les marques du temps et de la fatigue sur son visage.

Il flottait dans sa chambre une atmosphère douce lorsque cette madone âgée donnait le sein – éclatant de jeunesse – à son enfant. Ce tableau remettait en question les canons classiques. L'enfant risquait de connaître sa mère moins longtemps que la moyenne. Mais était-ce une raison suffisante pour refuser à cette femme une procréation médicalement assistée ? À une époque où les choix de vie sont plus libres, quel doit être le rôle du médecin ? Doit-il accéder à toutes les demandes ? S'il a le droit de prendre le temps de réfléchir et de refuser de participer à une procédure qui serait contraire à sa morale, il a en tout cas l'obligation d'informer. Les risques de complications, notamment d'hypertension, sont plus nombreux, de même que les accouchements prématurés. Mais un médecin ne peut empêcher une femme de cinquante ans de recevoir un embryon ou un don d'ovocytes d'un autre centre que le sien, en France ou ailleurs. Seule la loi peut le décider. La législation varie sur ce point en fonction des pays. En France ou en Espagne, il n'est pas possible de recourir à une PMA après l'« âge naturel de la procréation », c'est-à-dire de dépasser quarante-huit ans environ, avec une marge d'appréciation. Les quelques publications sur ce sujet soulignent un taux élevé de complications maternelles ou fœtales après cinquante ans. Certains médecins se sont malgré tout spécialisés dans les grossesses très tardives, avec une course à l'exploit, tel le professeur Antinori à Rome ou des médecins indiens, qui ont fait accoucher une femme de soixante-douze ans (après don d'ovocytes). N'y a-t-il pas un âge pour être mère et un autre pour être grand-mère ?

Au-delà des cas extrêmes, force est de constater que le désir d'enfant est beaucoup plus tardif dans la société. La moyenne d'âge du premier enfant se situe aujourd'hui autour de trente ans et même au-delà dans les grandes villes. Les mutations sociales, les évolutions du travail et des rencontres amoureuses et les familles recomposées font que 5 à 7 % des grossesses ont lieu après quarante ans. C'est deux fois plus qu'il y a vingt ans.

La grossesse après quarante ans est-elle vraiment dangereuse ? L'hypertension artérielle, le diabète ou les fibromes utérins, plus fréquents avec l'âge, sont souvent à l'origine d'accouchements prématurés. Mais la plupart de ces complications sont détectables et on les recherche d'autant plus activement qu'elles ont de chances de survenir. Elle sont surtout traitables au cours de la grossesse. Les césariennes sont également plus nombreuses (de 15 % environ), mais est-ce vraiment rédhibitoire ?

Les femmes de quarante à quarante-cinq ans sont tout à fait conscientes de la nécessité d'un suivi médical étroit et l'acceptent facilement. Aux échographies habituelles (douzième, vingt-deuxième et trente-deuxième semaines) s'ajoute ainsi souvent une échographie à la vingt-huitième semaine, compte tenu du risque de retard de croissance (lié à la qualité de la vascularisation placentaire). La surveillance de la tension artérielle et le dépistage du diabète se pratiquent pour toutes les grossesses. Les grossesses tardives sont donc plus simples qu'on ne veut bien le dire. Le débat sur ce point est avant tout idéologique, entre ceux qui acceptent cette nouvelle réalité et ceux qui cherchent à prouver, chiffres à l'appui, le bien-fondé de leur opposition.

Avec un suivi accru et plus de repos après l'accouchement, les grossesses tardives ne sont pas dangereuses, au contraire des grossesses ultra-tardives (après quarante-cinq ans). Il reste cependant plus difficile de tomber enceinte après quarante ans, naturellement ou par PMA. C'est pour cette raison qu'il est important d'informer sur la baisse de la fertilité avec l'âge. Ce serait une mesure de santé publique importante. Combien de fois ai-je entendu des femmes me dire : « Ah mais docteur, on ne me l'avait pas dit ! » Voyant des célébrités devenir mères après cinquante ans, certaines s'imaginent que cela est normal et ne se doutent même pas qu'il faille recourir à un don d'ovocytes ou d'embryon.

Le nombre de mères faisant « un bébé toutes seules » augmente également. Pressées par l'horloge biologique et sans compagnon stable, elles ont recours au don de sperme et d'ovocytes. Leur environnement est alors déterminant. Lorsque la mère seule est entourée par de la famille ou des amis, elle est davantage équilibrée et aidée dans sa relation à l'enfant. Au contraire, le repli sur soi ou sur son bébé peut être délétère pour l'un et l'autre. Il est donc absolument nécessaire d'aborder ce sujet au préalable avec elles.

L'âge du père a également fait beaucoup parler. Y a-t-il une limite à fixer ? La société n'a pas pris de position tranchée sur ce point. La Sécurité sociale ne rembourse plus la PMA pour les femmes à partir de quarante-trois ans. Pour les hommes, il n'y a pas de règle établie et le problème se pose différemment. Certains voudraient l'interdire à partir de quarante-cinq ans ou de soixante ans par exemple. Mais suivant quels critères ? Y a-t-il un risque particulier pour l'enfant ? Les études scientifiques ont mis en évidence un certain nombre d'anomalies fœtales pouvant être imputées à l'âge du père, comme le nanisme, les maladies du tissu conjonctif ou la trisomie 21 – les liens avec l'autisme n'ont jamais été prouvés. Les CECOS recommandent donc de ne pas dépasser quarante-cinq ans pour les candidats donneurs. Que faire ? Interdire le recours à la PMA alors que la conception naturelle reste possible n'est pas très pertinent. De même que l'on informe les mères de plus de quarante ans du risque accru de trisomie 21, il faut informer les pères des pathologies les plus fréquentes et des moyens de dépistage dont on dispose.

Si le père est âgé – j'ai déjà reçu des demandes d'hommes de plus de soixante-dix ans –, il accompagnera moins longtemps l'enfant dans sa vie. La femme connaît l'espérance de vie limitée de son compagnon. Elle souhaite un enfant (ou plusieurs) de cet homme, pas d'un autre. Doit-on intervenir dans son choix de vie ? Mettre au monde et élever, même seule, l'enfant d'une passion ne me semble pas répréhensible. La loi n'a pas à s'en mêler. Si cette femme veut un enfant avec cet homme, quelles qu'en soient les raisons, je ne vois pas pourquoi je m'y opposerais (à condition que le couple dispose d'informations suffisantes sur les risques liés à l'âge). Ma position est cependant minoritaire. Beaucoup voudraient décider de ce qui est bien ou mal à la place des intéressés et fixer des règles valables pour tous.

Il faut informer toutes les personnes de trente-cinq ans, par exemple, de la baisse de la fertilité liée à l'âge. Sans leur forcer la main, les mères et les pères doivent savoir qu'ils ne pourront pas reporter éternellement la décision d'avoir un enfant. La ligne rouge doit toujours être la même : la pratique est-elle dangereuse pour l'homme ? Pour la femme ? Pour l'enfant ? Il n'y a pas de parentalité idéale. L'enfant peut garder les marques d'un manque, mais il peut aussi se construire normalement en faisant de l'absence une force.

Le désir d'enfant tardif, juste avant la ménopause ou même à l'âge d'être grands-parents, est un pied de nez au cours des choses. C'est la jeunesse prolongée, l'infertilité vaincue, l'immortalité symbolique. Beaucoup de femmes sont « en manque d'enfant » et passent parfois du rêve aux actes. Je me souviens d'une mère qui venait d'accoucher de son neuvième enfant. Lors de la visite, je ne pus me retenir de lui poser la question : « Pourquoi celui-là ? — Parce que celui-là, je le voulais. »

CHAPITRE 26

La grossesse à trois

Pour faire un enfant, il faut généralement être deux. Mais parfois, une troisième personne est nécessaire, pour fournir du sperme, un ovule ou un utérus. L'embryon peut également être celui d'un autre couple.

Le don de sperme a été le premier don de gamètes autorisé, sous contrôle médical. L'insémination artificielle est la plus ancienne technique de procréation médicalement assistée. En 1790, pour la première fois, une femme tombe enceinte – de son mari – de cette manière, grâce au chirurgien écossais John Hunter. L'époque n'est cependant pas encore prête à reconnaître cette dissociation de la sexualité et de la reproduction. Sa réussite reste confidentielle et n'est publiée qu'en 1799, six ans après sa mort.

En France, le docteur Gigon publie de façon anonyme en 1867 un compte rendu des quatorze inséminations qu'il a pratiquées en deux décennies. En 1869, le docteur Giraud présente à la société de médecine du Panthéon les résultats de vingt-sept inséminations qu'il a réalisées sur douze femmes en trente ans. La méthode est condamnée par la justice en 1880, dans le cadre de l'affaire Lejatre (médecin qui faisait publicité de l'infaillibilité de sa technique de guérison de la stérilité). La société civile est alors aussi divisée que le corps médical. En 1885 à Paris, la thèse du docteur Gérard sur l'insémination artificielle, dirigée par le professeur Pajot, est refusée. Le jury demande à ce que les 1 200 exemplaires qui avaient été tirés soient brûlés. Le principe est condamné par la Sacrée Congrégation du Saint-Office de Rome en 1897. En 1884 à Philadelphie, le docteur William Pencoast réussit la première insémination – connue – avec du sperme de donneur.

Jusque dans les années 1960, les oppositions restent nombreuses. La faculté de médecine de Paris enseigne pour la première fois en 1948 les techniques de fécondation artificielle entre conjoints. Cela va jouer un rôle décisif sur l'évolution de la pratique. À partir de 1949, l'utilisation du glycérol comme milieu de conservation permet de préserver les capacités fécondantes du sperme pendant sa congélation à – 196 °C. Cela ouvre la voie à la création en 1964 des premières banques de sperme, d'abord animal puis humain, aux États-Unis et au Japon.

En 1978, le révérend père Michel Riquet, célèbre pour son éloquence et ses positions tranchées, affirme devant le Sénat que l'insémination artificielle avec du sperme de donneur est « un acte d'adultère commis avec des techniques vétérinaires ». Le sujet continue de passionner et de diviser.

Auparavant, l'insémination était réalisée dans un cabinet médical au moment présumé de l'ovulation, avec un donneur discrètement rémunéré qui ne devait pas croiser le couple. Il n'y avait aucun contrôle médical préalable ni suivi psychologique. En 1973, le professeur Georges David organise la première banque de sperme de France à l'hôpital Bicêtre. Les établissements de ce type sont aujourd'hui appelés CECOS (Centres d'étude et de conservation des œufs et du sperme humains). Ils reposent sur deux principes fondamentaux, que sont la gratuité et l'anonymat. Une trentaine de CECOS existent aujourd'hui en France. Des équipes pluridisciplinaires sont à la fois en charge des dons d'ovocytes, de sperme et d'embryons, de l'accompagnement psychologique et du suivi de la fertilité en cas de traitement pour une maladie qui le nécessiterait. Ce suivi peut concerner aussi bien des hommes et des femmes que des enfants.

En aucun cas un donneur ne peut prétendre à la reconnaissance de sa paternité pour un enfant à naître. À cette époque, le donneur de sperme doit être marié et père d'au moins un enfant. C'est donc un don de vie d'un couple à un autre. En cas de succès, l'utilisation des paillettes (doses de semence) d'un homme ne peut donner lieu à plus de cinq naissances, afin de limiter le risque d'inceste involontaire. C'est le plus souvent pour des amis infertiles que les couples entament cette démarche. Le sperme ne leur est cependant pas directement transmis. Il est attribué à un autre couple qu'ils ne connaissent pas. Leurs amis reçoivent alors un don « croisé », également anonyme.

En plus d'un examen médical de base, il est demandé au donneur de préciser certaines de ses caractéristiques physiques et biologiques, comme son groupe sanguin ou la couleur de sa peau et de ses yeux. Cela permet aux biologistes d'apparier le mieux possible l'enfant et ses parents, pour limiter les discordances physiques qui seraient de nature à soulever des questions.

Le nombre de donneurs est aujourd'hui trop faible en France. Contrairement à d'autres pays, nous ne les rémunérons pas (en dehors d'éventuelles indemnités de défraiement). Est-ce la cause de cette relative pénurie ? Afin d'accroître le nombre de donneurs, il faudrait que tout établissement de santé qui s'occupe de fertilité ait l'autorisation d'organiser des séances d'information sur le don de gamètes. Cela permettrait de sensibiliser la population de façon plus humaine et plus directe que par une campagne nationale annuelle peu audible, seul moyen aujourd'hui autorisé par la loi française. Tous les centres de fertilité devraient également disposer d'une sage-femme ou d'un psychologue dédié à une information sur le don de gamètes dans un lien accessible et visible de tous. Plus ces points d'information seront nombreux, plus le risque de pénurie reculera.

Beaucoup de modèles différents existent en Europe, notamment au niveau des régimes de rémunération et d'anonymat. Certains pays autorisent la vente de sperme par Internet, comme le Danemark avec sa banque Cryos

International. Un marché noir du sperme continue également à se développer en parallèle. En 2021, le projet de loi bioéthique propose deux grandes modifications, encore débattues au moment d'écrire ces lignes : l'ouverture du don de sperme aux femmes seules et aux couples de femmes et la possibilité pour l'enfant né d'un don de connaître ses origines.

La levée de l'anonymat fait en général évoluer le profil des candidats donneurs. Ceux ne souhaitant pas être tracés sont remplacés par d'autres, souvent plus jeunes. Les couples qui ne peuvent bénéficier de l'anonymat chez eux s'adressent parfois aux pays voisins. C'est ainsi par exemple que des Suédois se rendent au Danemark pour préserver le secret.

Il est difficile de satisfaire tout le monde. C'est pourquoi je plaide pour un système qui accorderait le plus de liberté possible aux différents acteurs. Il faut prendre en compte le décalage temporel important entre les deux actes de la pièce de théâtre qui se joue. Il se passe souvent plus de vingt ans entre le recours au don et une éventuelle recherche du donneur par l'enfant devenu majeur. Dans un premier temps, le projet de loi prévoit que le donneur devra accepter de communiquer des données « non identifiantes », comme ses caractéristiques physiques (taille, poids, couleur des cheveux, des yeux, de la peau), sa profession ou son âge. Pour le futur, je pense qu'il faut que le donneur ou la donneuse accepte le principe d'être éventuellement contacté, si l'enfant devenu majeur souhaitait disposer d'informations plus précises ou même rencontrer son géniteur ou sa génitrice. À lui alors de décider d'y répondre ou non.

Pour cela, encore faut-il que l'enfant soit au courant de son mode de conception. Ce sont ses parents qui décident ou non de le dire et du moment approprié. Certains, pour s'assurer de la transparence de l'information, souhaiteraient que cette origine soit inscrite sur le livret de famille. Mais cela me paraît être une grave atteinte à la liberté des parents, qui doivent rester responsables quel que soit le mode de conception.

À dix-huit ans, les enfants ne souhaitent pas forcément en savoir plus. Beaucoup considèrent que leurs seuls parents sont ceux qui les ont élevés. Mais il faudrait que ceux qui le désirent puissent s'adresser à une commission compétente en la matière, comme le CNAOP (Conseil national pour l'accès aux origines personnelles) pour les enfants nés sous X. En France, si une mère accouche sous X (anonymement) et confie son bébé à l'aide sociale à l'enfance, le CNAOP peut la rechercher et la contacter (lorsqu'elle est identifiée) si l'enfant devenu majeur en fait la demande, pour lui proposer de révéler son identité – dans le cadre d'une démarche engagée plusieurs décennies plus tard.

La liberté du donneur ou de la donneuse me semble fondamentale. Il n'y aucune raison de contraindre sa volonté. Qu'il ou elle accepte dès le début de la procédure d'être éventuellement contacté est une chose. Mais le jour J, ce tiers doit pouvoir choisir de répondre ou de ne pas répondre à une éventuelle sollicitation de l'enfant souhaitant connaître son identité ou le rencontrer. Ce ne serait pas le premier engagement sur lequel on pourrait revenir *a posteriori* : on peut se marier, mais on peut aussi divorcer. Que la réponse soit positive ou négative, cela permettrait aux enfant concernés de mettre un point final à la quête de leurs origines génétiques – à moins que le donneur soit mort ou ne soit plus localisable. Le film canadien *Starbuck* (sorti en 2011), dans lequel un donneur volontaire se retrouve père biologique de 533 enfants dont 142 souhaitent le rencontrer, pose de manière assez juste cette question du secret.

Donner ses gamètes n'est pas si simple. C'est un travail sur soi qui mérite d'être salué pour son altruisme et sa générosité – en dehors de ceux qui sont mus par le seul intérêt économique (à l'étranger, puisque c'est gratuit en France).

Beaucoup de couples sont prêts à tout pour avoir un enfant, quitte à passer par un tiers. La place de la génétique reste toute relative par rapport à l'environnement et à l'éducation. Le premier conseil que je formule aux couples qui évoquent cette alternative est de prendre le temps de la réflexion, si possible avec un psychologue spécialisé. Il n'y a pas d'urgence. Pour certains couples, ce pourra être la solution ; pour d'autres, pas du tout. Il faut s'interroger sur le secret des relations familiales et sur le ressenti au sein du couple avant de se précipiter sur Internet pour trouver l'adresse d'un centre.

Le don d'ovocytes est plus lourd pour la donneuse que le don de sperme pour le donneur. La première étape est commune avec la fécondation *in vitro.* Une stimulation ovarienne permet le prélèvement ovocytaire. Les ovocytes seront ensuite attribués à un couple stérile. À la différence du don de gamètes masculin, même si les ovocytes proviennent d'une autre femme, la mère porte l'enfant et lui donne vie. Symboliquement, son statut n'est donc pas le même. La reconnaissance de la maternité n'est pas génétique. Elle repose sur les liens physiologiques et affectifs qui se tissent entre le fœtus et celle qui le porte. Il y a une continuité entre la grossesse, la naissance de l'enfant, son maternage.

En France, le don d'ovocytes est en principe remboursé jusqu'à quarante-trois ans. Il est cependant peu pratiqué au-delà de quarante ans pour les receveuses car les donneuses sont peu nombreuses. Comme pour le don de sperme, il pourrait être favorisé par le développement des points d'information disposant d'un personnel formé pour sensibiliser de potentielles donneuses.

L'autoconservation des ovocytes sera bientôt autorisée en France et permettra peut-être d'accroître le nombre de dons. Cette technique prolongera la fécondité et décalera la maternité, palliant en partie la baisse de la fertilité liée à l'âge. Une proportion importante d'ovocytes ne seront pas utilisés par la mère lorsque son projet parental aura réussi. Elle pourra alors choisir, si elle le souhaite, de les donner dans le cadre d'une procédure encadrée.

Le don d'ovocytes est anonyme dans un certain nombre de pays, comme la France ou l'Espagne. En

Belgique ou en Californie, la receveuse peut connaître ou choisir sa donneuse. La levée de l'anonymat envisagée en France pour le don de gamètes masculin s'appliquerait également pour le don d'ovocytes. Le don direct resterait impossible. Comme pour le don de sperme, les donneuses bénéficieraient du secret tout en gardant la possibilité, plus tard, de donner à l'enfant majeur qui en ferait la demande des informations « non identifiantes » ou plus précises. Ces demandes sont de plus en plus fréquentes. C'est en partie ce qui conduit aujourd'hui à envisager une évolution de la législation.

Certaines ont recours à un double don, de sperme et d'ovocytes. Lorsqu'une femme dépasse la quarantaine, sa réserve ovarienne s'amenuise. Le projet de parentalité est contraint par l'horloge biologique, en particulier pour celles n'ayant pas encore eu d'enfant. J'ai connu beaucoup de femmes pour qui ce désir d'enfant tardif rendait difficiles les rencontres amoureuses. Comment le formuler quand on ne connaît l'autre que depuis peu de temps ? Les évolutions de la société font que cette situation est amenée à se produire encore davantage.

Reste le cas de la mère qui décide d'élever seule un enfant (maman solo). La Belgique, qui dispose de près de quinze ans d'expérience en la matière, refuse environ 15 % des demandes de femmes seules, estimant que les conditions ne sont pas réunies pour accueillir l'enfant. Les critères sont notamment environnementaux, psychologiques, familiaux, ou liés au logement.

Comme dans toutes les situations où intervient un tiers donneur, une analyse au cas par cas est effectuée.

Rien n'est pire que d'aller vite et de ne pas prendre le temps de la réflexion. Avoir un enfant grâce à un processus médicalisé n'est en cela pas très différent du fait d'en avoir un naturellement : passé un certain stade, aucune marche arrière n'est possible.

Mes quarante années d'expérience dans le suivi de parents m'ont appris que, lorsque la démarche est transparente et sincère et que l'accompagnement est à la hauteur, la force des liens de parenté et le développement de l'enfant ne sont pas différents. Ils développent une personnalité indépendante de leur mode de conception.

CHAPITRE 27

Prêter ou donner son utérus

En cas de stérilité causée par une anomalie utérine ou une absence d'utérus, trois techniques existent aujourd'hui, à des stades plus ou moins développés : la greffe d'utérus, l'utérus artificiel, ou la gestation pour autrui (GPA).

La placentation artificielle est un sujet fréquent dans la science-fiction. Le généticien J. B. S. Haldane a forgé en 1923 le terme « ectogenèse » (le grec *ecto* signifiant « à l'extérieur ») pour désigner ce procédé. Des expériences américaines conduites en 2017 ont permis à des fœtus d'agneaux prématurés (et non des embryons) de se développer pendant quelques semaines dans un « support de vie » (ou *biobag*). Les agneaux n'ont pas survécu au-delà. Le développement de cette technique pour l'homme ne concernerait que les grands prématurés et serait risqué. Elle ne pourrait pas concerner le début de la gestation.

La greffe d'utérus doit être mise en perspective avec la grande histoire des dons d'organes. En France, celle-ci a débuté avec la première greffe de rein en 1952 par l'équipe du professeur Jean Hamburger. Aujourd'hui, les transplantions concernent un certain nombre de fonctions vitales pour le receveur ou de nature à prolonger son espérance de vie (rein, foie, moelle, cœur, poumon), ou des fonctions non vitales comme la greffe de main (unique ou bilatérale), de visage (dont la première a eu lieu en France en 2005), ou de l'utérus.

Si l'histoire des greffes est relativement récente, l'homme y pense depuis longtemps. Un tableau du XIVe siècle de Fra Angelico ou d'un de ses disciples, conservé au musée San Marco de Florence, représente le miracle de saint Côme et saint Damien, patrons des chirurgiens, réalisant une greffe de jambe. Fait amusant, le patient est blanc et se voit greffer une jambe d'un noir éclatant, que le peintre dominicain place au centre du tableau. Tout est possible dans un miracle, même l'histocompatibilité (absence de rejet de l'organe ou du membre).

Beaucoup de choses sont envisageables en matière de greffe. Mais il faut régler au moins deux problèmes fondamentaux : l'origine du greffon (et ses conditions de prélèvement) et le rejet immunologique. Les organes proviennent généralement d'un donneur décédé, qui n'a pas manifesté son refus de son vivant, et après avoir consulté ses proches.

Les travaux de François Jacob, André Lwoff et Jacques Monod, récipiendaires en 1965 du prix Nobel de médecine, ont permis d'identifier un groupe spécifique de molécules (dites HLA, situées à la surface des cellules et permettant la reconnaissance du tissu par le système immunitaire). Cela a permis de mesurer la compatibilité des cellules ou des organes à greffer. Le développement des médicaments antirejet a été une étape essentielle dans la progression des greffes. L'obstacle chirurgical a été surmonté plus ou moins facilement selon les organes.

Pour l'utérus, la chirurgie est assez complexe car les vaisseaux utérins sont difficiles d'accès et proches du système urinaire. La greffe d'utérus a d'abord été largement expérimentée chez l'animal. L'équipe suédoise du professeur Mats Brännström a permis la première naissance d'un bébé à la suite d'une greffe chez la femme en 2014. L'utérus provenait d'une donneuse vivante ménopausée. D'autres greffes ont suivi. En 2019, seize enfants seraient nés de cette manière dans le monde et soixante-dix tentatives étaient en cours.

Recourir à une donneuse vivante suscite de nombreuses interrogations, liées aux risques de complications. Pour s'assurer que la donneuse n'ait plus de projet de grossesse, il s'agit souvent de la mère ou d'une tante ménopausée. Même âgé de cinquante ou soixante ans, l'utérus reste fonctionnel, contrairement aux ovaires. Plusieurs équipes dans le monde ont cependant réussi à réaliser des greffes d'utérus de donneuses décédées, notamment à São Paolo (Brésil) et Cleveland (États-Unis).

J'ai eu la chance de participer à un certain nombre de « premières » françaises en matière de médecine de la reproduction (FIV, congélation embryonnaire ou ovocytaire, DPI, etc.). J'ai récemment accompagné le projet de greffe d'utérus à l'hôpital Foch de Suresnes avec le professeur Jean-Marc Ayoubi (en collaboration avec le professeur Brännström, que je connais bien). Les embryons du couple concernés ont été obtenus par FIV dans le laboratoire de reproduction de l'hôpital (grâce au travail du docteur Marine Poulain) puis congelés. La Covid a retardé le transfert des embryons. L'utérus était celui de la mère de la receveuse. Un traitement immunosuppresseur transitoire a permis d'éviter le rejet. Les efforts ont été couronnés de succès avec la naissance de Misha en février 2021, premier enfant né en France après une greffe d'utérus.

Cela nous invite à poursuivre ce travail, tout en se posant un certain nombre de questions. L'intervention chirurgicale initiale – prélèvement de l'utérus puis greffe – est lourde : débutée à huit heures le matin, elle s'est terminée vers minuit. La méthode n'est pas entièrement arrêtée. Elle fait de plus en plus appel à la robotique. Les protocoles, notamment concernant l'origine des donneuses, vivantes ou décédées, sont encore en cours de réflexion. Un certain nombre d'expériences seront nécessaires. Des interrogations demeureront si la technique se développe : d'où viendront les donneuses ? Pourquoi l'utérus fonctionne-t-il encore si bien à soixante ans ? Ne survalorise-t-on pas la dimension génétique ? Car il s'agit bien de cela, avoir un enfant de soi. Un bilan s'imposera d'ici quelques années et nous y contribuons (nous avons notamment participé à la création de la Société internationale de transplantation utérine, dont la prochaine réunion se tiendra en 2022).

Une femme sur quatre ou cinq mille naît sans utérus mais avec des ovaires. À cela, il faut ajouter les patientes dont l'organe utérin a été retiré du fait d'un accident obstétrical. Si la technique se simplifie, pourra-t-on multiplier les greffes d'utérus de donneuses décédées, comme pour les autres organes ? Cela demande une organisation complexe mais c'est loin d'être impossible.

Obtenir un greffon vivant d'une personne de l'entourage n'est pas simple. Toutes les familles ne l'accepteraient pas forcément et ce type de greffe est potentiellement source de tensions. Sans être tenue pour responsable, une fille pourrait par exemple se sentir coupable si sa mère rencontrait des complications suite au prélèvement de son utérus. De même, en cas de réussite de la greffe, quelle serait la dette de la jeune femme envers sa donneuse ? Supporterait-elle de porter son enfant dans l'utérus qui l'a portée ? Toutes ces questions devront être posées. D'autres émergeront probablement plus tard. Attendons la fin de la première phase d'essais pour émettre des analyses. Une fois le projet parental mené à terme, qu'il implique un ou plusieurs enfants, il faut dans tous les cas opérer la nouvelle mère pour ôter l'utérus et interrompre le traitement immunosuppresseur.

Moins de quarante ans séparent la première FIV de la première naissance après une greffe d'utérus en France. J'ai vécu, dans ma spécialité, des émotions intenses.

*

Sans recourir à une greffe, mais en prêtant leur utérus, un certain nombre de grand-mères, âgées de cinquante-cinq à soixante ans, ont porté l'enfant de leur fille et de leur gendre grâce à un transfert d'embryon. Ces volontaires ménopausées ont dû suivre un traitement à base d'hormones de synthèse. Cette preuve d'amour et de la force des liens familiaux appelle bien entendu à une certaine prudence. Il s'agit d'un des rares cas pour lesquels la gestation pour autrui ne se fait pas dans un cadre commercial.

Si elle implique aujourd'hui de recourir à une fécondation *in vitro*, la GPA n'est pas à proprement parler une découverte médicale. De tout temps, notamment autour du bassin méditerranéen, les familles y ont eu recours. L'enfant apprenait que ses parents biologiques étaient en réalité son oncle et sa tante. La sœur fertile confiait l'enfant à la sœur stérile, avec l'accord des conjoints. Cela était finalement assez clair : l'enfant du couple A était élevé par le couple B.

De nos jours, pour une GPA, les embryons du couple obtenus *in vitro* et cryopréservés sont implantés dans un utérus tiers. C'est là le principal problème. Le couple demandeur n'est pas trop affecté : il donne ses gamètes et récupère l'enfant. Seul l'aspect financier peut constituer une difficulté : il faut passer par une agence pour l'organisation, par des avocats pour se protéger de tous les cas de figure, puis rémunérer la donneuse, pour une somme allant de 40 000 à 100 000 euros. Mais qu'est-ce qui motive la femme qui porte l'enfant à s'en séparer ? L'altruisme, répondront les défenseurs de la GPA. L'argent, diront les autres. À mon avis, la femme précaire n'a que l'illusion du choix. La commercialisation du corps, outre qu'elle pourrait évoquer le proxénétisme, est une atteinte à la dignité de la femme et un acte d'une grande violence. Une époque qui se soucie des différentes sujétions de la femme et fait de #MeToo son cheval de bataille ne saurait se satisfaire de cette situation.

Un accouchement reste éprouvant physiquement et moralement. Il ne faudrait pas oublier que les mères porteuses restent confrontées aux risques de césarienne (environ 20 % des cas), aux forceps (15 %), aux épisiotomies (15 %), aux troubles de l'allaitement et au *baby blues* (10 à 15 %). Il ne faut pas non plus négliger le lien affectif qui s'établit pendant les neuf mois de grossesse, le même lien que l'on valorise chez les autres femmes (particulièrement celles qui bénéficient d'un don d'ovocytes et qui accueillent l'enfant comme le leur, bien que génétiquement autre). On ne peut pas dire une chose et son contraire.

La mère porteuse est également très contrainte dans sa vie privée. La grossesse perturbe son alimentation et ses comportements, régis par le contrat qu'elles ont signé et qui peut affecter jusqu'à sa vie sexuelle ou ses déplacements. Il suffit de lire un contrat de GPA pour comprendre que l'aliénation n'est pas uniquement symbolique. Le pourcentage de mères porteuses défavorisées aux États-Unis est élevé. Le recours à des femmes pauvres de pays en voie de développement (comme l'Inde, la Thaïlande, le Laos ou les pays de l'est de l'Europe) montre bien que la dynamique à l'œuvre est en fait une exploitation des femmes des plus pauvres au profit des couples blancs nantis. L'inverse n'existe pas.

Quant à l'enfant, de nombreux pédiatres et psychanalystes soulignent les difficultés probables qu'entraînent l'abandon initial et l'absence de lien affectif avec la mère porteuse.

Les gestations pour autrui « éthiques », dans le cadre familial par exemple, sont rarissimes et ne doivent pas occulter la réalité : la réification violente de la majorité des mères porteuses, reléguées au statut d'outil et abandonnées par le couple qui a obtenu satisfaction.

Certaines porteuses ne le font pas pour l'argent, mais recherchent par exemple une famille accueillante. Souvent, le couple infertile ne tient pas à ce que ce lien soit maintenu, car il affiche aux yeux de tous leur stérilité et la commercialisation sous-jacente du ventre d'une autre. Une fois l'enfant né, ils ne veulent pas prendre le risque d'avoir un troisième parent encombrant qui perturberait la relation avec le bébé et pourrait formuler des exigences. Certains restent en contact, mais le plus souvent, ces femmes sont rendues à leur solitude, d'autant plus lorsqu'elles vivent dans un autre pays que celui de l'enfant (sans parler de la barrière de la langue entre le couple et la porteuse). Un appel vidéo une fois par an à Noël – dans le meilleur des cas – ne saurait combler le vide affectif de la mère porteuse, n'en déplaise à ceux qui pensent être quittes avec l'argument d'un maintien du contact.

Les couples d'hommes ont non seulement besoin d'une mère porteuse mais aussi d'une donneuse d'ovocytes (pourquoi l'une serait-elle anonyme et pas l'autre ?), à moins qu'il ne s'agisse de la même femme, ce qui reviendrait à faire un enfant avec elle de manière classique.

J'ai assisté à deux accouchements de mères porteuses en France. La présence d'une « amie », en plus du père de l'enfant, m'avait mis la puce à l'oreille. Ces derniers emportèrent l'enfant rapidement après l'accouchement. La porteuse traversa alors une période de dépression sévère. Ces expériences m'ont définitivement vacciné.

Les dérives se multiplient. Une jeune femme russe mariée à un homme d'affaires et dix fois mère grâce à des GPA a annoncé début 2021 vouloir cent enfants de cette manière.

Avec les différentes évolutions techniques a émergé une question : qui est la mère ? Dire que la mère est celle qui désire s'occuper de l'enfant à sa naissance, même s'il ne s'agit pas de son ovule et qu'elle ne l'a pas porté, revient à décréter la maternité d'intention. Je préfère conserver une approche simple : la mère est la femme qui accouche. Même si elle a eu recours à un don d'ovocytes ou d'embryon. La femme qui devient mère sociale doit engager une démarche d'adoption, même si l'enfant est génétiquement le sien – dans le cas du recours à une mère porteuse. Seule une distinction claire de ce type peut servir de contour aux évolutions de la maternité. Quant à l'homme, sauf s'il s'agit d'un donneur, sa paternité reste déclarative.

Des couples infertiles ont pu avoir recours à des GPA non médicalisées. L'homme était chargé d'avoir une relation sexuelle avec une femme consentante, qui devait abandonner le bébé à la naissance. Le père reconnaissait alors l'enfant et sa femme l'adoptait. J'ai régulièrement été confronté à cette situation, en particulier dans les années 1970 et 1980. Le secret médical a couvert un certain nombre de ces pratiques.

Il est douloureux de ne pas pouvoir avoir d'enfant lorsqu'on en veut un. Certains couples stériles en souffrent beaucoup. Mais le bien-fondé du désir d'enfant ne rend pas pour autant légitime l'exploitation d'autres personnes. D'expérience, environ 40 % des couples qui viennent nous voir pour un traitement de la stérilité ne voient pas leur projet aboutir. L'échec reste très présent, qu'on le veuille ou non. Le désir d'enfant, que personne ne conteste, se heurte aux limites du possible et du raisonnable. Ces limites doivent nous faire réfléchir collectivement aux principes que nous souhaitons suivre. La participation d'une tierce personne à son propre projet d'enfant soulève beaucoup de questions, surtout lorsqu'il est sous-tendu par une exploitation commerciale du corps de l'autre.

CHAPITRE 28

La relation parents-enfant

L'établissement d'une relation de confiance entre l'enfant et ses parents est fondamental pour son développement. De nombreux pédiatres et pédopsychiatres ont étudié les troubles de la relation parents-enfant et plaident pour une amélioration de leur prévention – lorsqu'ils sont détectés.

Identifier les populations à risque n'est pas toujours simple. Tout le monde n'est pas prêt à se livrer. On peine parfois à le formuler. Il ne faut pas porter de jugement à l'emporte-pièce sur les populations défavorisées et vulnérables. Savoir quand intervenir est également compliqué. Après l'accouchement, alors que ces troubles se manifestent, il est souvent déjà trop tard.

Dans les années 1980, des médecins ont commencé à approfondir le sujet des difficultés comportementales liées à la grossesse. Les progrès de l'obstétrique ayant permis de réduire la mortalité en couches, il devenait plus facile d'être à l'écoute des autres problèmes rencontrés. Les spécialités médicales se sont progressivement ouvertes à des approches psychologiques. À Clamart, grâce au volontarisme de notre chef de service, nous disposions ainsi de psychiatres, de psychanalystes et de psychologues. Ces professionnels, complémentaires, étaient épaulés par une unité de recherche. Nous autres, obstétriciens, nous ouvrions à l'inconscient. La vie psychique permettait de comprendre l'origine de symptômes physiologiques énigmatiques comme les accidents à des dates anniversaires (fausses couches, morts *in utero* inexpliquées) ou certains accouchements prématurés.

L'accompagnement au cours de la grossesse n'était pas une obligation mais il est vite devenu une possibilité courante, même pour les cas « normaux » en apparence. Quand nous avons commencé à prendre en charge la reproduction, il a fallu faire accepter certaines techniques intrusives. La congélation d'embryons et le don d'ovocytes suscitaient des interrogations. Le champ d'intervention psychologique s'est étendu. C'est la gynécologie dans son ensemble qui se nourrit de cette approche. L'IVG est parfois source de détresse, de même que la gynécologie chirurgicale (avec l'ablation d'organes porteurs d'une importante valeur symbolique, comme un sein ou l'utérus). Notre spécialité, parce qu'elle touche à l'intime, est fortement imprégnée de psychologie.

Dans un service de gynécologie-obstétrique, on cherche avant tout à ce que les désirs du couple se réalisent. Après un échec ou à la suite d'une intervention chirurgicale ou médicale, la naissance est un soulagement. Quel que soit le mode de conception, la qualité du lien entre les parents et l'enfant est primordiale. L'anxiété maternelle reste trop fréquente pendant la grossesse. Les échographies, le dépistage de la trisomie 21 ou l'information quant aux risques en général peuvent paradoxalement aggraver les inquiétudes. La peur que le stress ne se transmette à l'enfant le renforce davantage.

C'est pour cette raison qu'a été mis en place un « entretien prénatal précoce », au quatrième mois de grossesse, en plus des sept consultations déjà prévues. J'étais conseiller auprès du ministre lorsque ce projet a été élaboré. Sa mise en place a été difficile. Cette consultation plus approfondie est plus longue que les autres. Elle est donc également plus coûteuse pour la Sécurité sociale. L'entretien est systématiquement proposé à toute femme enceinte et à son conjoint au moment de la déclaration de grossesse (avant la quinzième semaine de gestation). Les sages-femmes sont incontestablement les mieux formées et les plus disponibles pour cette approche qui prend en compte de nombreux éléments liés à la vie personnelle du couple. Cependant, un médecin généraliste ou un gynécologue peut également s'en charger.

Cette consultation permet aux futurs parents d'interroger un professionnel, de lui faire part de leurs peurs ou de leurs difficultés. Son rôle est d'être attentif à une fragilité psychologique et sociale. Il évoque toutes les personnes qui interviendront dans ce processus et explique le rôle de chacun. Cette transparence salutaire permet de comprendre le lien entre les différents intervenants. Ce temps d'échange est différent d'une consultation classique. Il sert à identifier d'éventuelles difficultés et à installer la confiance. Mais ce n'est pas un entretien psychothérapeutique. Il permet aux parents de connaître, en cas de besoin après la naissance, l'ensemble des professionnels susceptibles de pouvoir les aider dans un délai réduit. Ce réseau de soins doit être fluide et ne pas se résumer à un empilement d'approches divergentes. Il est encouragé par tous les acteurs de la psychologie périnatale, pour permettre l'écoute de chacune, de son histoire secrète et des aléas de sa situation personnelle. Le dialogue permet d'aborder le projet de naissance, la place du père, les soins de l'enfant ou les questions liées à l'allaitement. Le malaise personnel peut se nicher dans des aspects de la vie qu'un questionnaire classique ne couvre pas. Mais il faut se garder de psychiatriser la moindre angoisse.

*

Une relation de confiance est nécessaire pour aborder des problèmes intimes comme les violences domestiques, la relation avec les parents ou d'éventuelles addictions, qui ne sont souvent que la partie émergée d'un problème plus important. L'addiction est la dépendance quasi exclusive à un produit. Le refus de reconnaître la réalité peut induire les professionnels en erreur. Je me souviens d'une patiente qui me jurait n'avoir jamais consommé de drogue. Nous étions perplexes, car elle en présentait tous les signes. Nous avons fini par apprendre qu'elle échangeait ses urines avec sa voisine lorsqu'elle savait que nous allions rechercher des toxines. Les effets nocifs de ces produits, qui provoquent parfois des malformations fœtales, sont aujourd'hui bien connus. La dépendance peut également avoir des conséquences sur le développement psychoaffectif du bébé. Il y a un risque de repli sur un entourage qui partage l'addiction. Un filtre sépare alors l'enfant et la mère, qui se caractérise par un manque d'empathie pour lui. La sexualité, la grossesse et l'enfant sont comme dissociés. Le rapport au temps est souvent perturbé et le corps happé par le produit.

Il faut être disponible dès le début de la grossesse pour pouvoir accompagner ces femmes. Mais encore faut-il que la mère se présente aux entretiens. L'examen du quatrième mois est particulièrement nécessaire dans ces situations. Il permet aux soignants d'envisager une prise en charge. La naissance peut être l'occasion d'un remaniement psychique et d'un sevrage, grâce à des produits de substitution. Les mères toxicomanes se rendent parfois compte que leur comportement a des conséquences sur une victime innocente. Les postures culpabilisantes ou coercitives, comme le fait de retirer la garde de l'enfant, peuvent entraîner des effets contraires sur les mères, qui ont tendance à s'éloigner encore davantage des réseaux de soins. Selon le psychiatre Ouriel Rosenblum, l'aspect androgyne des conduites anorexiques et des autres attaques contre le corps (injections, infections) traduit les troubles de l'identité de ces femmes. Beaucoup souffraient de déséquilibres sexuels antérieurs à l'usage des drogues. Le caractère inopiné de la grossesse peut permettre de dépasser la toxicomanie et, grâce à l'enfant, de s'ouvrir au monde. Mais ces deux instincts, maternel et addictif, peuvent également entrer en compétition et se traduire par un va-et-vient entre sevrage et rechute.

Je garde le souvenir douloureux d'une jeune fille venue à l'hôpital avec ses parents pour une consultation. Ils avaient tout fait pour essayer de l'arracher à ce monde (thérapie familiale, examens psychologiques, assistance sociale) et avaient fini par décider de déménager à l'étranger pour l'éloigner le plus possible de ses démons et construire une nouvelle harmonie familiale plus près de la nature. Sauf que leur fille était enceinte. Elle ne savait pas qui était le père et nous approchions de la fin du délai légal d'IVG. Les parents me supplièrent de la prendre en charge rapidement. J'acceptai. J'imaginais qu'ils pourraient retrouver un équilibre. Je la voyais s'épanouir loin de la ville et des affres de sa vie d'avant. Deux mois plus tard, elle mettait fin à ses jours. Nous avions échoué à l'affranchir de sa dépendance. J'en reste meurtri.

L'alcool est une autre addiction pouvant avoir de graves conséquences sur le développement du fœtus. Qu'il soit mondain ou solitaire, il entraîne d'importants troubles cognitifs et des malformations chez l'enfant. Ce n'est qu'en 1973 que Paul Lemoigne met en évidence les effets de l'exposition prolongée à l'alcool, même en faible quantité, sur l'aspect physique du fœtus. Le syndrome d'alcoolisme fœtal se caractérise par une dysmorphie faciale : fentes palpébrales (ouverture des paupières) étroites, lèvre supérieure mince ou nez court. Les séquelles neurologiques, si elles sont moins visibles, restent graves. Parmi elles, retard mental, hyperactivité ou troubles du comportement amenant un dysfonctionnement social.

Toutes les femmes fumeuses promettent d'arrêter pour leur grossesse. Mais un tiers fument encore au moment d'accoucher. L'addiction au tabac, outre les problèmes d'infertilité, accroît les risques d'accouchement prématuré et les retards de croissance du nouveau-né (qui pèse en moyenne 10 % de moins à la naissance que le bébé d'une femme qui ne fume pas). Les aldéhydes, les goudrons (comme le benzopyrène) et le monoxyde de carbone prennent la place de l'oxygène sur l'hémoglobine. La nicotine n'est a priori pas dangereuse. Les femmes qui souhaitent arrêter de fumer peuvent donc tout à fait opter pour des substituts nicotiniques (patchs, gommes, comprimés) pour réduire la sensation de manque. Le suivi peut aller au-delà de l'accouchement, pour éviter une rechute, car le tabagisme passif reste très toxique pour le bébé.

L'anxiété maternelle, qu'elle se traduise ou non par des addictions, a-t-elle des conséquences sur le nouveau-né ? L'influence de la personnalité de la mère ne se limite pas aux seuls neuf mois de grossesse. De l'anxiété légère à la dépression, il est probable que les troubles du caractère persistent après la naissance. Les points sensibles et les nœuds conflictuels participeront de l'environnement pendant l'enfance. On ne peut donc rien prédire sur l'enfant en observant les sautes d'humeur de sa mère pendant la grossesse. Les chocs émotifs et les craintes, s'ils ne sont que passagers, ne se traduisent pas automatiquement dans le caractère. La dépression post-partum et le *baby blues* sont fréquents et transitoires. Entre 10 et 15 % des femmes sont concernées.

Certaines femmes traversent des dépressions durant la grossesse. Les causes en sont profondes : conflits familiaux, isolement social, difficultés d'intégration, problèmes économiques, etc. Il faut rester attentif aux troubles du sommeil, aux cauchemars, à la perte de poids et aux idées suicidaires. Des médicaments antidépresseurs ou anxiolytiques peuvent être nécessaires. Cela implique de redoubler de vigilance après l'accouchement, alors que l'autodévalorisation, le sentiment de culpabilité ou la crainte de faire du mal à son enfant accentuent les angoisses jusqu'à limiter les contacts avec lui. Souvent, les mères dans cette situation ne regardent pas leur bébé. Lorsqu'elles le nourrissent, leurs yeux sont ailleurs. Cela désorganise la structure psychique de l'enfant. Dans ce cas, la combinaison de médicaments et d'une psychothérapie peut être envisagée, à titre préventif ou thérapeutique.

Le bébé vient au monde avec tout l'appareil nécessaire à la communication, qui se développe progressivement.

Ses capacités sont très précoces. Le pédiatre américain Thomas B. Brazelton (1918-2018) a montré que le bébé est capable de reconnaître la voix dès les premiers jours et l'apparence de sa mère au bout de sept ou huit semaines. Si elle s'habille différemment, il peut s'en détourner. La sécurité affective et le lien sont parfois perturbés par des troubles ou des addictions. Des prises en charge existent, mais elles doivent être rapides. « Nous ne fabriquons pas nos enfants, disait le pédiatre Julien Cohen-Solal, ils se fabriquent à travers nous. » Ils demandent amour, patience, fermeté parfois. Mais la pièce de théâtre n'est jamais jouée de la même manière.

CHAPITRE 29

Pour un musée de la naissance

Chaque année, 800 000 enfants naissent en France. Leurs yeux découvrent une culture diverse et colorée, fruit des histoires personnelles et des croyances. Ils sont les témoins des cérémonies en tout genre, des évolutions scientifiques et de la variété des pratiques médicales. La naissance renvoie à la vie individuelle, à l'environnement familial et aux trajectoires collectives. Elle s'inscrit dans la plupart des grandes questions de société du XXIe siècle : l'éducation, les nouvelles parentalités, la génétique, la bioéthique, l'écologie, la vie de couple, les violences faites aux femmes et aux enfants, le genre et l'égalité des sexe, la démographie ou le travail. Sur tous les continents, les chemins de la naissance et de l'enfance sont balisés par des considérations médicales, psychologiques, sociologiques, ethnologiques, anthropologiques, juridiques, religieuses et politiques. La nomination par le gouvernement français d'une commission d'experts sur les « 1000 premiers jours », dont le rapport a été remis en septembre 2020, témoigne bien de l'importance de l'enjeu.

Porte d'entrée commune de la vie, la naissance porte un message d'universalité. Ce dénominateur commun dit quelque chose de notre humanité.

*

L'exposition « Naissances » au musée de l'Homme de Paris en 2005-2006 préfigure un espace muséal autour de ce sujet. Grâce au concours de la direction du musée, elle a duré neuf mois (!) et attiré près de 150 000 personnes. Ce succès s'explique notamment par son caractère interactif. L'anthropologue Alain Epelboin et moi-même étions commissaires scientifiques. La scénographe Véronique Dolfuss et son équipe étaient chargés de la conception muséologique. Plus de 750 mètres carrés étaient consacrés à cette secrète origine de l'homme, dévoilant une part de ce qui relève d'ordinaire de l'intime. Les plus jeunes se montrèrent particulièrement intéressés, curieux de comprendre les avancées scientifiques et les rituels traditionnels qui entourent cet événement.

Le sujet a toujours fasciné. À la fin du XIXe siècle, les foules se regroupaient déjà autour des statues en cire d'accouchements ou de césariennes grandeur nature de Pierre Spitzner, qui sillonnait l'Europe avec sa collection levant le voile sur certains mystères du corps.

Nous avons donc pensé cet espace comme un lieu didactique, de formation, d'échange des savoirs et de partage des émotions. Le soutien de la région Île-de-France nous a permis d'organiser régulièrement le transport de jeunes élèves de banlieue et de leurs professeurs jusqu'à la place du Trocadéro. Je garderai toujours le souvenir de leur étonnement, de leur curiosité, des débats qu'ils engageaient entre eux sur les fondements communs de notre vie biologique et sociale. Après la visite, les élèves se retrouvaient dans la vieille salle de cinéma Jean-Rouch pour poser leurs questions aux professeurs ou aux intervenants.

Nous avons dès le départ souhaité, avec l'équipe du musée, que l'exposition soit ouverte à tous les publics. Le samedi, les associations pouvaient organiser des ateliers sur des thèmes spécifiques : l'adoption, le handicap, les couples homosexuels, l'allaitement, les violences faites aux femmes ou l'attachement. Notre approche consistait à aborder la naissance au prisme des gestes, des objets et des rituels. Nous mettions en parallèle des pratiques traditionnelles et récentes présentes en France, venant du Maghreb, d'Afrique subsaharienne, du Vietnam ou encore de l'île de la Réunion. Si le processus biologique est commun à toute l'espèce humaine, le corps est également un paramètre culturel et psychologique. La manière dont il est mis en scène et vécu dépend de chaque société. Il sert de repère et d'identité.

Le développement de la technique médicale permet d'améliorer significativement la sécurité des mères et des bébés. Mais l'emprise croissante des protocoles risque dans le même temps de faire disparaître ou de transformer des cultures ancestrales. L'exposition sauvait la mémoire d'une partie d'entre elles, faute de pouvoir en préserver les pratiques.

Une exposition virtuelle sur Internet complétait l'expérience. Un centre de ressources, avec une volumineuse médiathèque de photographies d'objets et de personnes, de textes, d'enregistrements sonores et de vidéos, enrichissait la visite proprement dite, pour les plus curieux et pour ceux ne pouvant se déplacer. De nombreux artistes ont participé à ce projet : plasticiens, photographes, chorégraphes, cinéastes, peintres et écrivains. Édouard Glissant a rédigé pour l'occasion le délicieux poème « Naissances », qui accompagnait l'exposition : « L'espoir est que nos sables se resserrent, en un gouvernement d'étoiles et de ronces. [...] Naître au monde est d'une épuisante splendeur. »

L'exposition offrait deux types de parcours. Un premier était réservé aux plus jeunes, pas forcément intéressés par les pièces historiques et pouvant être choqués par les documents ou photographies présentés sans avertissement préalable. L'autre était plus classique. En déambulant entre les salles séparées par de grands pans de tissu, on approchait les différents thèmes, illustrés par des images, des représentations artistiques filmées, des œuvres contemporaines prêtées par les artistes, ou de nombreux objets historiques. Les décrire tous serait trop long, mais je peux citer les plus remarquables :

– La reproduction de la « Machine » d'Angélique du Coudray de 1773, mannequin d'apprentissage pour sage-femme représentant « le bassin d'une femme, [sa] matrice, son orifice, ses ligaments », et ses organes génitaux, auquel était joint « un modèle d'enfant de grandeur naturelle » aux « jointures assez flexibles pour pouvoir les mettre dans des positions différentes » (*Abrégé de l'art des accouchements*, 1759).

– Les femmes en cire de la collection Spizner, impressionnantes de réalisme, visibles actuellement au conservatoire d'anatomie de la faculté médecine de Montpellier.

– Une chaise d'accouchement alsacienne du XIXe siècle mise en parallèle avec un mobilier stylisé ultra-contemporain.

– De vieux instruments pour extraire l'enfant vivant (forceps, ventouses, ou sacs en tissu) ou les terribles outils d'écrasement et de section pour les enfants morts.

– Le fac-similé du *Traité des maladies des femmes grosses et de celles qui sont nouvellement accouchées* de François Mauriceau (1681), dans lequel il énumère les qualités principales requises pour être chirurgien accoucheur : être ambidextre, avoir du bon sens, de longues mains et les ongles courts.

– De nombreux documents, objets, images et films sur les pratiques en Afrique et en Asie, concernant des choses aussi différentes que l'alimentation (sucrée ou salée), les habits traditionnels et les premiers vêtements synthétiques, les différents types de berceaux (en osier, en bambou, en bois, à patins ou transparents), les massages et les bains, les premiers biberons en bois ou en étain (XVIIe siècle), puis en céramique, en verre soufflé et en plastique.

*

Après l'exposition « Naissances », le musée de l'Homme a été entièrement rénové. Nous espérions, avec Marie-Thérèse Hermange et Alain Epelboin, que ce nouveau musée pourrait accueillir de façon permanente une « Cité des naissances et des enfants ». Cela aurait pu être un lieu d'échange pour tous les âges, de documentation, d'expositions permanentes et temporaires, d'écriture, de projection de films et de débats. Si ce projet ne s'est pas concrétisé, je n'en ai pas abandonné l'idée. La mairie de Paris et les gouvernements successifs ont manifesté leur intérêt, sans que rien de concret ait été entrepris jusque-là. La création d'un musée permettrait de présenter des éléments de notre histoire, de sensibiliser le public sur des enjeux actuels et d'informer les jeunes parents.

Les gens en apprendraient davantage, par exemple, sur les « tours d'abandon », qui ont fonctionné jusqu'à la fin du XIXe siècle en Europe. Certains musées en ont conservé (comme le MUCEM de Marseille). Ils permettaient aux femmes d'abandonner anonymement leur enfant sans l'exposer au froid ou aux animaux errants. Prenant différentes formes (on parle de « tours » d'abandon car il s'agissait à l'origine de boîtes tournantes), ils étaient généralement placés dans le mur de façade des hospices. Un des premiers orphelinats européens, l'hôpital des Innocents, fondé au XVe siècle à Florence, abrite aujourd'hui un musée. Plus de 500 000 enfants y auraient été abandonnés entre sa fondation en 1445 et les années 1930. Les parents laissaient le bébé dans un tourniquet avec quelques objets identifiables, dans l'espoir de le reconnaître plus tard. Une fois le tour refermé, l'enfant disparaissait aux yeux de celle ou de celui qui venait de le déposer et était pris en charge par les bonnes sœurs de l'hospice. Raconter ce genre d'histoires permet de faire réfléchir à l'abandon, à l'adoption et aux évolutions de la famille.

Ce musée permettrait d'informer le public sur des situations telles que les mutilations génitales. Celles-ci sont encore pratiquées dans certaines régions du monde, notamment en Afrique de l'Ouest, en Égypte et dans la Corne de l'Afrique. Elles vont de l'excision (ablation du clitoris) à l'infibulation (suture de la vulve). Le clitoris, élément jugé trop masculin pour que les fillettes puissent devenir femmes, est souvent retiré sans anesthésie dans des conditions d'hygiène déplorables. Outre qu'elle porte atteinte au droit des jeunes filles à disposer de leur corps et qu'elle cause un important préjudice psychologique, l'excision est un geste dangereux entraînant de nombreuses complications médicales (infections, hémorragies, infertilité, etc.). Il faut saluer l'engagement du docteur Denis Mukwege, gynécologue congolais qui soigne et accompagne depuis plus de vingt ans les femmes victimes de sévices sexuels. Surnommé « l'homme qui répare les femmes » pour son action contre les mutilations génitales, il a reçu en 2018 le prix Nobel de la paix avec Nadia Murad (jeune Yézidie réduite en esclavage sexuel par l'État islamique et aujourd'hui ambassadrice des Nations unies pour la dignité des victimes du trafic d'êtres humains). L'excision toucherait 60 000 à 100 000 femmes en France, malgré son interdiction par la loi du 4 avril 2006. Fruits de l'ignorance, de l'obscurantisme et du poids de la tradition, les mutilations ne pourront disparaître qu'en faisant appliquer la loi mais également en informant, en sensibilisant et en montrant au plus grand nombre la crue et odieuse réalité.

Un musée permettrait également de fournir aux jeunes parents des explications concrètes concernant par exemple le choix du prénom de l'enfant. Chaque culture a ses propres règles sur ce point, mais elles y accordent toutes une grande importance. Au Vietnam, on recherche avant tout l'harmonie entre les prénoms des membres de la famille. Chaque prénom est choisi dans un même champ lexical, comme celui des fleurs, des valeurs confucéennes ou des pierres précieuses. En France, le choix du deuxième prénom manifeste aujourd'hui souvent le lien avec les grands-parents. En Afrique de l'Ouest, où l'on donne tantôt des prénoms musulmans, tantôt des chrétiens, certaines sociétés s'en servent comme d'un message caché adressé à d'autres familles – pour faire la paix, par exemple, on donne à l'enfant le nom du chef voisin. Le Maghreb se caractérise par la place prépondérante du père mais également du grand-père dans le choix du nom. Dans toutes les cultures, la présentation de l'enfant aux ancêtres, vivants ou non, au voisinage et au village montre l'importante valeur sociale de la naissance, qui se traduit parfois par des cérémonies particulières.

J'espère que ce projet de musée se concrétisera un jour. Il permettrait de continuer ce qui a été commencé avec l'exposition « Naissances ». Ce serait un lieu d'échange, d'émotion et de savoir. Des ressources virtuelles, des expositions temporaires et permanentes y montreraient ce qui est commun à tous les hommes, quelle que soit leur origine ethnique ou culturelle. Le respect de l'autre ne pourra que gagner à cette reconnaissance mutuelle.

ÉPILOGUE – GROSSESSES INTERDITES

Tentative de dialogue fictionnel

Liza : Oh Gregory, je suis tellement heureuse d'être enceinte ! Dis, tu viens bien avec moi demain pour la première échographie de notre bébé ? Le rendez-vous chez le médecin est à neuf heures.

Gregory : Liza, et comment je viens avec toi ! Je t'admire, tu es si belle. Tu rajeunis, tu ne fais pas tes quarante ans. Il est grand temps que cet enfant pointe sa frimousse.

Liza : Tu le sais bien, Gregory, tout comme toi, je suis inquiète, même très inquiète. Beaucoup de grossesses se sont mal passées autour de nous ces derniers temps. En moins de deux mois, ma sœur et deux de mes meilleures amies se sont vu diagnostiquer des anomalies cardiaques chez le fœtus. Toutes les trois ont décidé d'avorter vu la gravité. Espérons que tout aille bien demain.

Nous sommes en 2025. Un nombre anormalement élevé de complications cardiaques sont relevées chez des fœtus

in utero. *Un seul ventricule, une aorte trop fine, ou encore une extrême rotation du cœur ; les possibilités thérapeutiques sont réduites et se résument à des chirurgies lourdes à répétition, pouvant aller jusqu'à des greffes cardiaques successives pour s'adapter à la croissance de l'enfant.*
Liza et Grégory arrivent chez le médecin. Elle s'installe sur le divan d'examen.

Liza : Docteur, vous ne dites rien ?

Docteur : Le cœur n'a pas l'aspect habituel à ce terme. On dirait que les deux ventricules n'ont pas la même taille ou peut-être même qu'il n'y en a qu'un seul.

Liza : Ce n'est pas vrai… mon Dieu… Est-ce réparable ?

Docteur : Il est trop tôt pour vous répondre. Il me faut une nouvelle échographie spécialisée et il faut aussi que l'on vérifie le statut chromosomique du fœtus. Je ne vous cache pas que je suis extrêmement troublé. C'est la troisième fois cette semaine que je découvre une anomalie du cœur du fœtus en début de grossesse.

Le couple pleure en sortant du cabinet du médecin. De retour dans leur appartement, ils allument la télévision. Vingt heures. Les informations affichent un communiqué de la Direction générale de la santé. Le ministre prend la parole derrière un pupitre tricolore.

Le ministre : Une recrudescence inquiétante de malformations cardiaques fœtales a été constatée en France et en Europe. D'après le Groupement international de surveillance épidémiologique de l'OMS, il semblerait que ces cas puissent être liés à un nouveau virus appelé « Covid-25 », à la structure proche du SRAS, du MERS et du Covid-19. Cela doit cependant faire l'objet d'analyses approfondies.
Le seul point commun entre toutes les femmes enceintes concernées par ces pathologies est la survenue d'une conjonctivite, c'est-à-dire d'une inflammation de l'œil, en tout début de grossesse. C'est sans doute la porte d'entrée du virus dans l'organisme. Il aurait un tropisme particulier pour les cellules du placenta.
Nous mettons tout en œuvre pour essayer de comprendre ce phénomène. En attendant, nous vous recommandons de remettre à plus tard tout projet d'enfant. Une contraception efficace doit être mise en œuvre pour chaque rapport sexuel jusqu'à ce que nous en apprenions davantage. D'autres pays ont prévu de verbaliser tout rapport sexuel non protégé via l'application « SafeSex ». Mais le gouvernement préfère pour l'instant faire appel à votre sens des responsabilités plutôt que d'imposer une politique restrictive. La situation est grave. Je me suis entretenu avec les représentants des principaux cultes de notre pays. Ils soutiennent notre décision de rendre la contraception systématique.

*

Gregory : Ma tendre Liza... que je suis malheureux. Nous sommes dans l'impasse. Je viens d'avoir le docteur au téléphone, il n'y a pas d'anomalie chromosomique. Le problème est donc bien d'origine virale. Avons-nous vraiment le choix ? Nous sommes tous les deux médecins, tu sais aussi bien que moi que ces malformations sont trop graves pour que notre enfant ait une qualité de vie acceptable.

Liza : Je veux tellement un bébé de nous deux… Mais que faire ? Si on attend la fin de cette pandémie, je serai trop vieille pour concevoir un enfant, sans risque pour lui et pour moi.

Gregory : Tu pourrais conserver tes ovules en attendant, mais peut-être sont-ils atteints… Si la pandémie dure, toute grossesse sera à risque. Cela concernerait tous les modes de conception, que ce soit après congélation de gamètes, après don d'ovocytes ou avec une mère porteuse. C'est au début du développement embryonnaire que le contact avec l'ADN viral est le plus redoutable.

Liza : Oui. J'ai même lu que les femmes qui ont, à la suite des travaux d'un professeur suédois, bénéficié d'une greffe d'utérus, ne sont pas à l'abri. Cela pourrait être encore plus grave pour elles, puisqu'elles sont sous traitement immunosuppresseur afin d'éviter le rejet de l'organe greffé. Elles sont plus vulnérables en cas d'infection virale. Seul un vaccin pourrait nous sortir de cette impasse, mais encore faut-il qu'il soit efficace ! Pour le Covid-19, il a fallu presque trois ans. Penses-tu que l'utérus artificiel puisse être une solution ?

Gregory : Je me suis renseigné. Il y a des scientifiques qui l'évoquent, après des études faites chez certaines espèces de requins, qui portent leur progéniture dans une poche extracorporelle en contact avec l'eau de mer. Des chercheurs australiens ont essayé de reproduire cet environnement artificiellement. D'autres travaux ont été réalisés chez des agneaux nés très prématurément mais cela n'a pas tenu plus de deux à quatre semaines. Apparemment, l'université d'Eindhoven aux Pays-Bas aurait reçu 3 millions d'euros pour poursuivre cette recherche. Tu te rends compte ! Mais, franchement, je n'y crois pas trop. Chez l'homme, le placenta artificiel est d'une trop grande complexité. La qualité du développement du bébé *ex utero* pendant neuf mois est incertaine. Sa croissance risque d'être altérée. Son psychisme, en l'absence de contact humain, peut être totalement perturbé. Pas de voix maternelle, pas de mouvements et même pas le goût des aliments de sa mère. Certes, on peut compenser quelques heures par jour artificiellement, mais c'est tellement aléatoire que cela me fait peur.

Liza : Je ne vois pas d'espoir pour nous. Tu n'as qu'à téléphoner à ton ancien patron, le professeur Renele, pour voir s'il a une idée.

Quelques jours plus tard.

Gregory : J'ai parlé avec quelques-uns des collaborateurs du professeur. Ils ont évoqué la possibilité d'une grossesse extracorporelle dans une atmosphère stérile et protégée, avec un degré d'humanisation inégalé à ce jour. C'est une de leurs pistes de recherche.

Liza : Qu'est-ce que tu entends par là ?

Gregory : Si j'ai bien compris, il faudrait d'abord disposer d'un environnement protégé de toute contamination virale en recréant des conditions de laboratoire. On ne peut pas laisser une femme dans un espace entièrement confiné pendant neuf mois. Mais on pourrait le faire pour son utérus. Il suffirait de le prélever chirurgicalement, mais au lieu de le transplanter, comme on le fait depuis quelques années chez les femmes nées sans utérus, on le mettrait dans une couveuse stérile. On brancherait les vaisseaux utérins à un circuit externe, comme pour les greffes de cœur. Les veines seraient reliées à une machine qui irriguerait l'organe utérin. Du sang frais apporterait l'oxygène et les différents nutriments. Débarrassé des déchets métaboliques par le flux veineux, l'utérus serait purifié.
Quand on y pense, l'utérus n'est qu'un muscle creux qui ne mesure pas plus de sept centimètres au repos. En laboratoire, on le verrait grossir à l'œil nu, jusqu'à une trentaine de centimètres. Il logerait un bébé de plus de

3 kilos en plus d'un placenta d'environ 500 grammes. Le tout, sans risque viral !
Ils racontent que l'accouchement pourrait presque être naturel, avec des contractions du muscle utérin, spontanées ou provoquées. Le col se dilaterait, le bébé descendrait. Quand bien même la césarienne serait nécessaire, ce qui est très improbable, elle serait sans risque car on ne réutiliserait pas cet utérus.

Liza : Je suis abasourdie. J'imagine déjà une batterie de couveuses à bébés avec les parents venant leur rendre visite. Ils déambuleraient entre les machines, parlant, chantant, caressant du regard la baudruche rose qu'est l'utérus. C'est effrayant. Comment comptent-ils mettre le bébé dans l'utérus ?

Gregory : Par FIV ! Il suffirait selon eux de prélever les ovules chez la femme après stimulation hormonale. Ils seraient fécondés par le sperme en laboratoire. Au bout de six jours, les embryons pourraient être congelés, jusqu'à ce que l'utérus soit prêt dans la couveuse. Question d'hormones et de câblage. Le moment venu, on introduirait l'embryon par un petit cathéter dans l'utérus grâce à des gants attachés à la couveuse afin de préserver l'atmosphère stérile. Un conduit relierait le laboratoire de FIV à la couveuse et acheminerait l'embryon.

Liza : J'ai du mal à y croire... En fait je me sens dépossédée. Il faudrait faire une croix sur le vécu de la grossesse, sur la relation avec le bébé avant sa naissance ? N'est-ce pas une façon de le déshumaniser, d'en faire un objet ?

Gregory : C'est un peu ce qu'un homme vit. Il ne porte pas, il n'allaite pas. Mais penses-tu qu'il ne souhaite pas pour autant être père ? Doutes-tu de ses sentiments d'amour ? Bien sûr, les liens qui se nouent pendant la grossesse sont forts. Mais les hommes développent aussi une relation affective, un désir de transmission avec l'enfant, même s'ils ne l'ont pas porté.

Liza : C'est vrai. Mais je suis également très gênée par le fait que seule une partie de la population pourrait l'envisager. Seuls les plus privilégiés pourraient avoir une descendance. Est-ce là le monde que nous voulons ?

Gregory : Mais ce ne serait pas définitif ! C'est simplement le temps de trouver un vaccin. Le problème pour nous, c'est que nous sommes contraints par ton horloge biologique. On ne peut pas attendre. À mon avis, il faut envisager sérieusement cette option. Des projets de « développement fœtal confiné » sont en cours en Chine. Ils ont construit des laboratoires protégés en deux semaines comme ils l'avaient fait pour les hôpitaux lors de la précédente pandémie. Les États-Unis s'y mettent aussi, avec comme objectif d'être prêts avant la fin du deuxième mandat de Trump, réélu en 2024. Je sais que le professeur Renele a passé un contrat pour construire un Incubatorium au sud de Paris. Des couples se sont déjà inscrits sur la liste d'attente. Liza, prenons date.

Liza : Mais d'où viendraient les utérus ? En Chine, il peut y avoir des pressions, mais tu sais bien qu'ici le Comité national d'éthique se prononcera contre toute commercialisation ! Et heureusement !

Gregory : D'abord, il peut y avoir des volontaires, par exemple ta sœur qui a déjà quatre enfants et qui t'adore. À l'instar des premières greffées suédoises en 2013 qui ont bénéficié d'un don intrafamilial, elle pourrait être candidate. Cela s'apparente aux donneurs vivants d'organes non vitaux, c'est très encadré par le droit et l'Agence de biomédecine.

Liza : Mais ne penses-tu pas que cela risquerait d'altérer mes relations avec ma sœur ? Créer une dette ? S'il lui arrivait quelque chose, je ne le supporterais pas. C'est une intervention très délicate.

Gregory : Il y a une autre possibilité. Tu pourrais bénéficier de l'utérus d'une jeune femme décédée, dans le cadre réglementaire du don d'organe.

Liza : Ah non ! Il est hors de question que mon enfant grandisse dans l'utérus d'une morte.

Quelques semaines plus tard, le couple visite l'Incubatorium du professeur Renele, construit dans une partie des halles de Rungis, réaménagées pour l'occasion. Cela ressemble à une succession d'alcôves, comme un grand open space. *De la musique classique est diffusée dans les couloirs. Elle est parfois interrompue par des bips d'alarme qui déclenchent un ballet de blouses blanches. Chacune d'elles contient une couveuse comprenant un utérus relié à un appareil assurant la circulation extracorporelle. Chaque unité donne sur une coursive en moquette où déambulent les couples qui rendent visite à leur utérus hôte.*

Le complexe comprend plusieurs bâtiments. Le secteur A, ou « Primum Incubatorium », comprend 200 chambres aux couleurs douces. Il est consacré aux débuts de grossesse jusqu'à douze ou quatorze semaines d'aménorrhée. Au-delà, les couveuses du Primum sont déplacées, sous protection policière, vers le bâtiment B, l'« Incubatorium Segondum », plus grand et avec des chambres plus larges. Il faut changer le volume et l'appareillage de circulation extracorporelle compte tenu de l'évolution des besoins. La nutrition est fondamentale. La croissance du bébé nécessite un laboratoire miniature où œuvrent en permanence une ou deux infirmières biologistes pour veiller au nombre de calories administrées, à la variété des vitamines et aux éventuels « boosters » qui peuvent être ajoutés, à la discrétion des parents.

À l'approche du terme, on passe, toujours sous protection policière, à l'« Incubatorium Tertium ». C'est là qu'a lieu l'accouchement, surveillé en continu par une équipe d'obstétriciens, de sages-femmes et de néonatalogistes.

Une unité de soins intensifs est disponible en cas de besoin.

Quelques mois plus tard, un reportage à la télévision montre des couples se tenant par la main dans les différents Incubatoriums. Les traits crispés, Gregory et Liza sourient à la caméra. Ils ont franchi le pas. Leur numéro d'utérus devrait leur porter chance : c'est le 1313. Il provient d'une volontaire d'à peine cinquante ans et qui tient à garder l'anonymat. Sa seule demande a été d'être rémunérée en yens. Le prix a été fixé par l'État.

Liza : Gregory, l'environnement de notre enfant ne sera-t-il pas influencé par le fait que notre donneuse soit japonaise ?

Gregory : Mais Liza, tu vois bien que l'utérus est rose et qu'il se développe correctement. Les organes n'ont pas de race.
Il n'y a plus qu'un mois à attendre. Au moins, ici, nous sommes sûrs qu'il n'a pas été exposé à des produits toxiques, à de l'alcool, à du tabac, à la pollution, aux perturbateurs endocriniens, et j'en passe !
J'ai hâte de découvrir notre garçon – puisque l'on sait, grâce au système d'échographie permanente, qu'il s'agit bien d'un garçon. La scintigraphie cérébrale laisse présager un QI élevé grâce aux vitamines adjuvantes que nous avons choisi de lui administrer. Je ne tiens plus en place…

Quelques semaines plus tard. Le téléphone sonne.

Téléphone : Allô ? Madame Liza ? Monsieur Gregory ? Vous êtes bien les parents du 1313 ? Venez vite à l'« Incubatorium Tertium ».

Liza : Tout va bien ? L'accouchement est pour bientôt ? J'ai justement eu mal au ventre toute la nuit.

Téléphone : L'enfant vient juste de naître.

Les deux : Alors ? Alors ?

Téléphone : Venez vite, je ne peux pas vous en dire plus, mais c'est incroyable.

BIBLIOGRAPHIE INDICATIVE

AGACINSKI Sylviane, *Le Corps en miettes*, Paris, Flammarion, 2009.

BARTOLI Lise, *Venir au monde. Les rites d'enfantement sur les cinq continents,* Paris, Plon, 1998.

BARBAUT Jacques, *Mythes et légendes de la naissance*, Paris, Plume, 1996.

CAILLET Élisabeth, *Accompagner les publics. L'exemple de l'exposition « Naissances » au Musée de l'Homme*, Paris, L'Harmattan, 2007.

CANTO-SPERBER Monique, FRYDMAN René, *Naissance et liberté. La procréation. Quelles limites ?*, Paris, Plon, 2008.

COHEN-SOLAL Julien, *Cinq sous de glace,* Paris, Odile Jacob, 2001.

FRYDMAN René, SZEJER Myriam (dir.), *La Naissance : histoires, cultures et pratiques d'aujourd'hui*, Paris, Albin Michel, 2010.

GÉLIS Jacques, *L'Arbre et le fruit. La Naissance dans l'Occident moderne, XVIe-XIXe siècle*, Paris, Fayard, 1984.

– *La Sage-femme ou le médecin*, Paris, Fayard, 1988.

GODELIER Maurice, *L'Énigme du don,* Paris, Flammarion, 2008.

MOREL Marie-France, *Accueillir le nouveau-né, d'hier à aujourd'hui*, Paris, Érès, 2013.

GLOSSAIRE

Abréviations

CECOS : Centre d'étude et de conservation des œufs et du sperme humains.

DPI : Diagnostic préimplantatoire.

DPI-A : Diagnostic préimplantatoire à la recherche d'anomalie chromosomique.

FIV : Fécondation *in vitro.*

HLA : Antigènes de leucocytes humains (*human leukocyte antigen*).

IVG : Interruption volontaire de grossesse.

Principaux termes techniques employés

Aménorrhée : absence de règles. On mesure souvent la durée d'une grossesse en « semaines d'aménorrhée », c'est-à-dire en comptant à partir des dernières règles connues. Cela ne correspond donc pas à la date de fécondation *stricto sensu* et des variabilités importantes peuvent exister selon la longueur du cycle menstruel de la femme. Il s'agit toutefois d'une méthode facile, surtout lorsqu'on ne connaît pas la date des rapports sexuels.

Anesthésie péridurale : analgésie locale utilisée pour 80 % des accouchements par voie basse et la quasi-totalité des césariennes en France.

Cellule souche : cellule indifférenciée capable de générer une cellule spécialisée. On distingue les cellules souches totipotentes (capables de générer tout type de cellule) des pluripotentes (capables de générer certaines cellules) et des unipotentes. Pendant les premiers jours de développement, l'embryon comprend des cellules souches totipotentes. On trouve des cellules souches pluripotentes, par exemple, dans le sang de cordon ombilical.

Histocompatibilité : niveau de compatibilité des tissus ou organes greffés. C'est la capacité à reconnaître les molécules HLA.

HLA : molécules permettant l'identification des cellules par le système immunitaire. Elles constituent le « complexe majeur d'histocompatibilité » (CMH), notamment dans le cadre des greffes.

Hypophyse : glande endocrine située dans le cerveau produisant, entre autres, les hormones FSH (folliculo-stimulante) et LH (lutéinisante) nécessaires à la reproduction.

Immunosuppresseurs : médicaments inhibant le système immunitaire. Ils sont utilisés dans le cadre des greffes pour prévenir les rejets.

Maladie auto-immune : déficience du système immunitaire. Exemples : diabète de type 1 ou sclérose en plaques.

Néonatalogie : spécialité qui prend en charge les nouveau-nés pendant leur premier mois.

Obstétrique : spécialité qui prend en charge la grossesse et l'accouchement (la gynécologie prend en charge l'appareil génital féminin en général).

Ovocyte : gamète féminin. Devient un ovule après maturation.

Péritoine : fine membrane qui tapisse la cavité abdominale et les viscères.

Placenta : organe temporaire qui relie le fœtus en gestation à l'utérus de la mère et permet les échanges sanguins entre eux.

Prolapsus : descente d'organes contenus dans la cavité pelvienne.

Spermatogenèse : processus de production des spermatozoïdes.

Travail : synonyme d'accouchement. Le travail commence par les contractions. Il s'achève par l'expulsion du fœtus et celle du placenta.

REMERCIEMENTS

Merci à Thomas-Louis Novillo pour son aide précieuse, d'un bout à l'autre du manuscrit.

Composition et mise en pages
Nord Compo à Villeneuve-d'Ascq

Cet ouvrage a été imprimé
par CPI Brodard et Taupin à La Flèche (Sarthe)
pour le compte des éditions Grasset
en mai 2021

PAPIER À BASE DE
FIBRES CERTIFIÉES

Grasset s'engage pour
l'environnement en réduisant
l'empreinte carbone de ses livres.
Celle de cet exemplaire est de :
450 g éq. CO_2
Rendez-vous sur
www.grasset-durable.fr

N° d'édition : 22045 – N° d'impression : 3043360
Dépôt légal : juin 2021
Imprimé en France